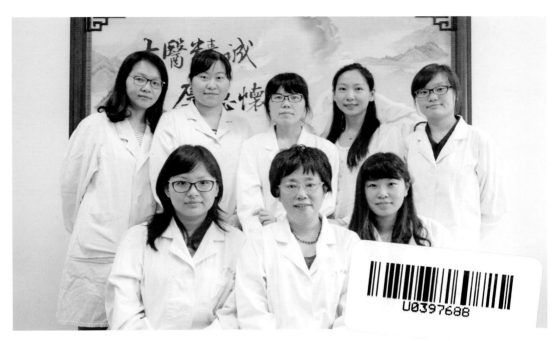

本书编者合影
前排：（从左至右）郭喆千、夏以琳、徐亚娜
后排：（从左至右）张文婷、宋辰斐、张志巧、王俊、潘燕君

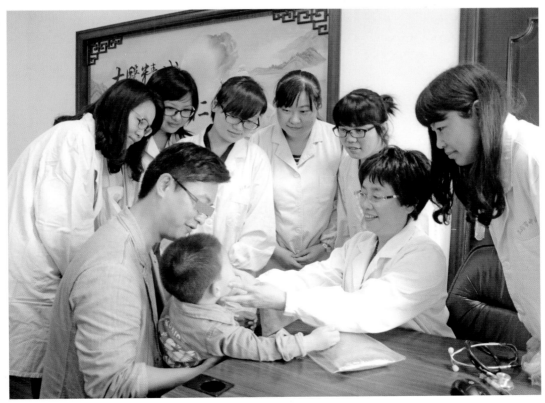

临床带教

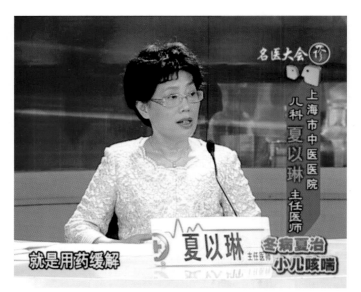

上海电视台《名医大会诊》节目

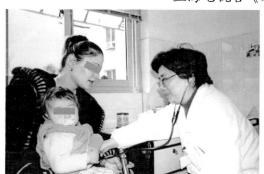 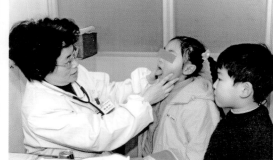

努力用自己的"仁心慧术"解除患儿的痛苦

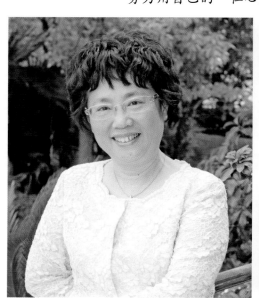 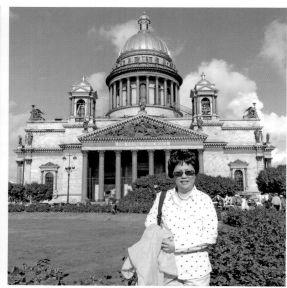

热爱生活，感受幸福

# 让你的孩子更健康

## ——中医儿科专家解读育儿保健

夏以琳　主编

世界图书出版公司

上海·西安·北京·广州

图书在版编目（CIP）数据

让你的孩子更健康：中医儿科专家解读育儿保健 /
夏以琳主编 . — 上海：上海世界图书出版公司，2016.2
（2016.3重印）

ISBN 978–7–5192–0540–9

Ⅰ . ①让… Ⅱ . ①夏… Ⅲ . ①中医儿科学—普及读物 Ⅳ .
①R272–49

中国版本图书馆CIP数据核字（2015）第304365号


**责任编辑：** 苏　靖　沈蔚颖

**插　　画：** 崔晨烨

# 让你的孩子更健康
## ——中医儿科专家解读育儿保健
夏以琳　主编

上海世界图书出版公司出版发行

上海市广中路88号

邮政编码　200083

上海景条印刷有限公司印刷

如发现印刷质量问题，请与印刷厂联系

（质检科电话：021–59815621）

各地新华书店经销

开本：787×1092　1/16　印张：16.75　插页：1　字数：230 000
2016年2月第1版　2016年3月第2次印刷
ISBN 978–7–5192–0540–9 / R·361
定价：35.00元

http://www.wpcsh.com.cn
http://www.wpcsh.com

# 编　委　会

主　编：夏以琳

副主编：徐亚娜　王　俊

编　委：（按姓氏笔画）

王　俊　孙承赛　宋辰斐　张文婷　张志巧

夏以琳　徐亚娜　郭喆千　潘燕君

本书得到"三年行动计划"海派中医流派（董氏儿科）传承研究基地建设项目的资助。

项目编号：ZY3-CCCX-1-1005

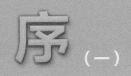

# 序 （一）

　　董氏儿科是中医一大流派，为海派中医儿科中的杰出代表。董氏儿科初创至今已逾百年，流派传承源远流长，迄今已七代相传。其中名医辈出，第四代传人董廷瑶更是集前人之所长，系统总结临证经验，成为医名远播的中医儿科临床大家。董氏儿科独具特色，疗效显著，在医学界享有盛誉，也受到了社会的广泛好评。

　　随着社会经济水平不断提高和家长育儿观念不断转变，对孩子"健康"的理解已从生存需求提升到方方面面。值此契机，本书作者择取临床工作中家长最为关心的话题，以此为切入点，结合董氏儿科学术思想，以儿科医者的视角，教会家长如何将科学的育儿观念渗透到孩子生活的点滴之中，采用针对性的方式为家长的困惑一一作答。本书内容涵盖小儿喂养、保健推拿、小儿常见病家庭护理、中医食疗等多方面内容，适用范围跨越小儿多个年龄段，旨在向家长传递更为科学的育儿思想，帮助孩子更健康地成长，它的问世必能为广大年轻父母排忧解惑。

　　董氏儿科的相关临床经验集已面诸于世，育儿保健领域尚无论著涉及，本书的问世也是董氏儿科对自身学术思想推广的一次创新和突破。现出版在即，我乐为之作序，以期再添一本中医育儿佳作。

虞坚尔

上海市中医药研究院
中医儿科研究所所长

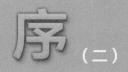

# 序 (二)

　　世之父母，必爱子女，无不盼其茁壮成长。然其爱者，必有分寸，过分溺爱，有损身心。现之父母，膝下少孩，而经济宽裕，望子成龙，更致宠爱万分，尤初为父母者，缺乏养育之经验，故每遇点丁问题，必定手忙脚乱，或照书套搬，或药杂乱投，不知所以。须知儿之遇疾，不仅与体质等因素有关，更与家长育儿知识的缺乏、护养不当息息相关矣。当今社会高度发展，而环境污染，饮食不良又造成相当危害，何以使孩子健康成长，并引导家长走上正确的育儿道路，则需为医者用自己的知识和临床经验，去做更多正确的宣传与指导。

　　以琳教授为余之挚友，上海市中医药大学附属市中医医院儿科主任医师、硕士生导师、上海中西医结合学会呼吸专业委员会委员、上海中医药学会儿科分会委员，从事中医儿科临床、教学和科研工作40余年。在长期临床实践中，坚持董氏儿科"推理论病、推理论治"的学术思想，辨治"九点"为要，选方遣药，犹如点将用兵，且少而精当，因之其学术思想和临床经验均取得卓著成效。

　　近撰写《让你的孩子更健康》一书，余有幸得以先睹为快，阅后耳目为之一新。书中一问一答，既浅显易懂，生动形象，又不失全面翔实。其所涉及育儿方面所关心之话题和困惑，能将董氏儿科的学术思想与自己的临床经验渗入其中，深入浅出，融会贯通，实乃广大家长育儿解难之良方，必读之书也。此书出版必将恩泽小儿，育苗成长。学习之余，乐之为序。

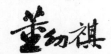

**国家级非物质文化遗产董氏儿科传承人**
**世界中医药学会联合会儿科专业委员会顾问**
**中华中医药学会儿科分会副主任委员**

# 序（三）

儿童是祖国的未来，儿童保健工作至关重要。它不仅影响到千家万户的生活质量，更是国家和民族未来发展的基础和关键。儿童保健工作一直是我国卫生事业重要且不可分割的有机组成部分。

随着保健意识的不断提高，如今的父母越来越重视孩子的健康成长。更有甚者，一个孩子，成为家中三代人的生活重心。但是，如何才能真正确保孩子的健康成长，却不是每个父母都了解的。有的父母，不惜花重金，为孩子买各种昂贵的保健品，却不知过多的营养摄入只能给孩子造成危害；有的父母，百般娇惯，任其所为，想吃什么就给什么，在不知不觉中伤了孩子的脾胃；还有的父母，唯恐孩子着凉感冒，总是给孩子穿着过多的衣服，使得孩子弱不禁风，像温室的花朵，经不起一点风雨。因此，让年轻的父母了解正确的育儿之道，是儿童保健工作的重中之重。

中华医药历史悠久，中医儿科学荟萃了中华民族千年来小儿养育和疾病防治的丰富经验，在临床上得以广泛应用并且取得了良好效果，受到医生和家长的一致认可。编著中医育儿心经，实为一项极有意义的事情。

我认识夏以琳主任医师已有40余年，她聪敏好学，勤奋努力，工作认真，善于钻研。如今她即将退休，在此之际，她集其多年所得立卷著书，继承董氏儿科学术思想之精华，并结合多年临床育儿心得，古今结合，中西合璧，以中医理论为指导，辩证法为出发点，阐述了小儿中医保健的知识。书中问答结合，内容涉及儿童喂养、日常保健、儿科常见病预防调护等，重点介绍了小儿食疗、保健按摩、药物外敷、汤药调理的方法，尽显中医特色，又不失西医的疗效，是一本不可多得的好书。

在此，我诚意向大家推荐此书，让我们携起手来，一起为儿童健康做努力，共同托起生命的太阳。

黄淑帧

上海交通大学附属儿童医院
医学遗传专家

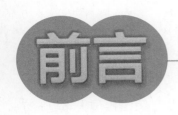

前言

　　孩子是祖国的花朵，家庭的希望，家长的宝贝。在我长期的医学生涯中，通过与家长们的接触交流，深深体会到孩子的健康成长牵动着每个做父母的心，可以这么说：拥有一个健康的宝宝是每个家庭中最幸福的事。

　　近年来，由于儿童医疗资源匮乏，儿童看病难成普遍现象；与此同时，儿童群体也一直是过度医疗和抗生素滥用的重灾区。自己在临床中也经常遇到一些家长由于对科学、正确的育儿知识知之甚少，或护理喂养不当，或紧张焦虑过度，或"病急乱投医"盲目滥用药物和保健品等等，造成孩子病情被延误，有的还错过了最佳治疗期。因而被认为较为安全、温和的中医儿科受到了越来越多家长的青睐。长期以来，面对众多排队候诊的病人，自己经常是无法详细解答家长们各种各样的问题咨询，事后总感到有些遗憾，这也是我编写本书的初衷。虽然以前我针对家长所关心的、较集中的问题撰写过一些科普的文章发表，但还远远不够家长们的所需，这次与我的学生们共同整理编写，在我以往拙文、拙著基础上系统完整、充实了许多内容，用通俗易懂的语言，深入浅出地编写成此书，旨在最大限度地帮助家长掌握祖国医学在儿科护理、喂养和保健方面的知识，力求使本书能成为年轻父母科学育儿的好帮手，伴随儿童健康成长的好伴侣。

　　俗话说"三分治，七分养"。针对家长们在育儿方面最为关心的话题，本书以中医理论为指导，辩证法为出发点，结合我跟名师老中医的经验体会，系统阐述了小儿中医保健防治思路、原则和方法。古今结合，中西合璧，内容涵盖小儿喂养、保健推拿、小儿常见病家庭护理和中医食疗等诸多方面，范围跨越儿童各个年龄段。本书还首次提到了董氏儿科第四代传人董廷瑶教授在 20 世纪 30 年代撰写的珍贵文献："关于小孩的几种母乳喂养法"。

在本书即将出版之时，我特别感恩和怀念两位德高望重的恩师：当代中医儿科泰斗董廷瑶教授和全国名老中医肺科专家邵长荣教授。本人自 1974 年进入上海市中医门诊部（前身为上海市六二六新针疗法门诊部），开始踏进中医行列，这一干就是 40 多年。1980 年，在市卫生局有关部门的关心下，上海市中医门诊部儿科成立了"董氏儿科继承小组"，选派中青年医师作为董老助手，我当时作为青年医师与董老结对，临诊抄方，亲眼目睹许多面黄肌瘦疳证的孩子，经过董老治疗消疳理脾，调动胃气，孩子的面色逐渐转润，健康成长；也见到骨瘦如柴、反应迟缓的重症泄泻患儿，董老用皮尾参救治，使得患儿转危为安。董老还亲自言传教授经典著作《伤寒》《温病》以及《小儿药证直决》等儿科专著，教益良多，我有幸在名医的指导下学习、实践，又在前辈宋知行、王霞芳老师的指导下做科研，加深领悟了董氏儿科的学术经验精髓，董老的宝贵经验和前辈老师的教诲指引着我一生的从医之路。

1994 年我经医院推荐并经上海市人事局、市卫生局、市医药管理局批准参加了"上海市首届名老中医经验继承研究班"，作为全国名老中医肺科专家邵长荣教授的学术继承人，脱产学习了 3 年。邵老是全国中西医结合呼吸病专业委员会副主任委员、上海市中西医结合学会呼吸病专业委员会主任委员、上海市龙华医院呼吸内科的创始人，他严谨治学，潜心育人，即使工作再忙，也要挤出时间耐心点评、讲解。他平时启发我及时做好医案记录，不懂就问，鼓励我积极选题、搜集资料、梳理思路、撰写论文，并为我仔细校对修改。

在邵老师的悉心指导下，我在学3年期间共发表学术论文8篇。邵老几十年潜心研究、临床积累的治疗感冒、咳嗽和哮喘的宝贵经验，在我以后的工作中得到了继承和发挥，运用邵老的方法治疗小儿感冒、咳嗽、哮喘疾病非常灵验。我又萌发了要将邵老的经验汇编成书的想法，得到了邵老的热情支持，老先生找出多年累积的文献资料，我会同师妹张颖、施红一起学习整理，汲取精华，撰写并出版了专著《邵长荣肺科经验集》。自己有幸在恩师门下，耳提面命，亲身感受恩师的治学、济世、待人处事之道，终身受益。

"饮其流者怀其源，学其成时念其师"，自己在中医领域的成长，离不开两位恩师的指引。正所谓"教诲如春风，师恩似海深"，难忘的师恩将永存心中。同时我还要感谢许多小朋友和他们的家长，这么多年来他们的支持和信任伴随着我的成长。本书的编写出版得到了上海市海派中医"董氏儿科"学术流派传承研究基地的大力支持，王霞芳主任、封玉琳主任对此书给予了真诚的指导，上海市中医医院推拿科纪清主任在百忙中挤出时间，很快地完成了小儿推拿保健章节的校对工作，使我深受感动，在此一并表示感谢。

夏以琳

上海中医药大学附属市中医医院
儿科主任医师

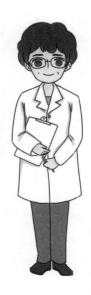

# 目 录
Contents

第一章　儿童保健 / 1

　　第一节　儿童体质调养 / 2

　　　　一、儿童体质与中医"治未病" / 2

　　　　二、不同体质特点及饮食 / 2

　　　　三、"山根"青筋辨体质 / 8

　　第二节　儿童喂养 / 9

　　　　一、婴儿母乳喂养 / 9

　　　　二、幼儿饮食喂养 / 12

　　　　三、均衡微量元素 / 15

　　第三节　儿童生长发育 / 17

　　　　一、小儿生长发育规律及特点 / 17

　　　　二、小儿营养特点 / 18

　　　　三、小儿生长发育评估 / 18

　　　　四、小儿生长发育迟缓 / 20

　　第四节　长高 / 25

　　　　一、长高分为三个阶段 / 25

　　　　二、影响身高的因素 / 25

　　　　三、助长的推拿手法 / 30

　　第五节　儿童四季保健 / 32

　　　　一、春季保健 / 32

　　　　二、夏季保健 / 34

　　　　三、秋季保健 / 37

　　　　四、冬季保健 / 39

　　第六节　小儿"冬病夏治"和"冬病冬治" / 41

　　　　一、"冬病夏治" / 41

　　　　二、"冬病冬治" / 42

1

第七节　小儿膏方调养 / 44
　　一、小儿膏方特点及适应人群 / 44
　　二、小儿膏方的服用方法 / 45

第二章　新生儿疾病 / 47
　　第一节　认识新生儿 / 50
　　第二节　胎毒 / 50
　　第三节　黄疸 / 52
　　第四节　脐部疾病 / 53
　　　　一、脐炎 / 53
　　　　二、脐疝 / 54
　　　　三、脐肉芽肿 / 54
　　　　四、新生儿脐部护理 / 55
　　第五节　打嗝 / 56
　　第六节　吐奶 / 58
　　第七节　新生儿口腔疾病 / 61

第三章　呼吸系统疾病 / 63
　　第一节　感冒 / 65
　　第二节　发热 / 72
　　第三节　咳嗽 / 77
　　第四节　急性喉炎 / 87
　　第五节　哮喘 / 89
　　第六节　鼻炎 / 100
　　第七节　鼻衄（鼻出血） / 104

第四章　消化系统疾病 / 109
　　第一节　鹅口疮 / 112
　　第二节　口疮 / 117

第三节　流口水 / 122

第四节　地图舌 / 127

第五节　呕吐 / 130

第六节　厌食 / 142

第七节　腹泻 / 149

第八节　便秘 / 159

第九节　腹痛 / 164

第十节　磨牙 / 170

**第五章　心肾血液疾病 / 175**

第一节　病毒性心肌炎 / 178

第二节　贫血 / 182

第三节　尿频 / 186

第四节　遗尿 / 189

第五节　肾炎 / 194

**第六章　神经内分泌疾病 / 199**

第一节　夜啼 / 202

第二节　多汗 / 204

第三节　枕秃 / 209

第四节　小儿头痛 / 212

第五节　小儿惊厥 / 215

第六节　性早熟 / 218

第七节　儿童肥胖症 / 222

第八节　小儿抽动症 / 225

**第七章　传染病及寄生虫病 / 229**

第一节　百日咳 / 231

第二节　水痘 / 233

第三节　手足口病 / 235

第四节　麻疹 / 238

第五节　风疹 / 242

第六节　腮腺炎 / 243

第七节　猩红热 / 246

第八节　面部"虫斑" / 248

第九节　蛲虫病 / 250

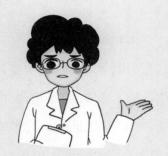

# 第一章

## 儿童保健

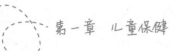

# 第一节　儿童体质调养

## 一、儿童体质与中医"治未病"

"治未病"的概念最早出现在《黄帝内经》中。如果家长在孩子健康时注意为其调养，就可减少孩子生病的概率。脏腑娇嫩是小儿的生理特点，本身就蕴含着一种亚健康和疾病易感的状态。且小儿生病变化多，轻微的疾病就可导致严重的后果。所以对健康或亚健康的孩子，"治未病"都非常重要。

要调养好孩子身体，首先要了解孩子的体质。中医的小儿体质主要是指小儿在先天禀赋和后天各种外在因素及自身调节的基础上形成的阴阳消长的特殊状态，它决定了小儿对某种致病因素的易感性和病变类型的倾向性，也影响着疾病的传变与转归。小儿的体质根据阴阳气血的盛衰的不同，常分为 10 种：正常质、气虚质、阳虚质、阴虚质、痰湿质、阳盛质、湿热质、血瘀质、气郁质、特禀质。

## 二、不同体质特点及饮食

1. 正常质——患病少

**特征**　这类孩子形体中等匀称，面色红润，二目有神，活泼强健，大小便正常、规律，舌淡红、苔薄白。少病。

**易患疾病**　此类孩子不易患病，即使患病也容易恢复。

**调养原则**　平补阴阳。饮食宜食谱广泛，营养均衡，荤素米面均衡搭配，不偏食，不吃或少吃垃圾食品。

2. 气虚质——易疲乏

**特征**　这类孩子肌肉松软，讲话声音低弱，不爱活动，易累，出汗多，易感冒，消化不良。

**易患疾病** 反复呼吸道感染、支气管炎、肺炎、厌食、疳积、呕吐、腹泻。

**调养原则** 健脾益气，培补元气。适当增加户外活动。饮食宜多食糯米、小米、大麦、粳米、黄豆、牛肉、鸡肉、白扁豆、香菇、山药、大枣、栗子等，少食耗气食物和苦寒生冷食品，如空心菜、生萝卜、苦瓜、绿豆等。

---

食疗

（1）丝瓜鱼羹：丝瓜150克去皮切条，黑鱼肉100克切丝，鱼丝入油锅略炒一下，加入丝瓜及鲜汤煮熟后加调味及芡粉后成羹即可。有清热凉血解毒、益气补血健脾等功效。适合体弱、瘦而易病的孩子，暑季服用有防治痄夏作用。

（2）香菇炖鸡：香菇25克、黑木耳10克、母鸡250克。文火煮烧，配以佐料，每隔3～5日服食1剂。有温中健脾、补肾虚、补气血等功效。

---

### 3. 阳虚质——虚胖型

**特征** 这类孩子肌肉不健壮，体形大多为虚胖型，不爱活动，着衣较常人多但是还常感到手脚发凉，吃或喝凉的食物会感到胃部不舒服，大便稀溏，小便颜色清而量多。

**易患疾病** 呼吸道感染、哮喘、腹泻、厌食、肾病。

**调养原则** 温补脾肾。日常护理要注意防寒保暖，冬春季节要避免外来风寒的侵袭。在冬季服用温补脾肾的中药调理有较好的效果。饮食宜多食辛甘温的食品，如桂圆、大枣、荔枝、樱桃、杏子、石榴、乌梅、栗子、无花果、葡萄、羊肉、木耳、鸡、海参、虾、鲜鱼、胡椒、茴香、荔枝、胡桃仁、韭菜、刀豆。忌食生冷性寒食品。

---

食疗

（1）山药羊肉粥：鲜山药500克，羊肉、糯米各250克。羊肉去筋膜，洗净切碎，与山药同煮烂，研泥，下糯米，共煮为粥。早、晚餐温热服食。淮山药具有健脾补肾

---

的作用，羊肉具有温肾助阳的作用，同煮成粥具有健脾温肾助阳的功效。

（2）韭菜粥：新鲜韭菜 30 ～ 60 克、粳米 20 ～ 60 克。将韭菜洗净切细，先将粳米煮成粥，待粥将成，放入韭菜、精盐，同煮成稀粥。供早晚餐食用，温服。韭菜具有温肾固涩的功效，煮成粥后清香开胃。

### 4.阴虚质——内热重

**特征** 这种体质的小儿形体瘦小，皮肤干燥，毛发干枯稀少，口鼻干燥，手足心热，烦躁，睡眠少、盗汗或活动后多汗。部分小儿可见方头，肋缘外翻，肋骨串珠，唇色樱红，大便干或正常，小便时黄。舌质红或花剥苔，脉细数。

**易患疾病** 常患有慢性疾病，如慢性咳嗽、哮喘、反复肺炎等。多见于早产儿和佝偻病患儿。

**调养原则** 养阴清热。饮食宜食性平甘寒、甘凉之品，如绿豆、百合、藕、马铃薯、茄子、冬瓜、鸭、兔、冰糖、甲鱼、燕窝、荸荠、生梨等。忌食辛热温爆之品，如羊肉、荔枝、辣椒等。

食疗

（1）黄瓜蜜条：黄瓜 5 条、蜂蜜适量。将黄瓜洗净去瓤，放锅内加清水少许，煮沸后，去掉多余的水分，纳入蜂蜜，煮沸服食。可清热泻火，养阴生津。

（2）五汁蜜饮：鲜芦根、鲜梨、荸荠、鲜藕、麦冬及蜂蜜各适量。将前述五味洗净，压碎，榨取汁液与蜂蜜混匀，温饮或冷饮，不拘量时。可清热生津，除烦止渴。

### 5.痰湿质——舌苔厚

**特征** 孩子偏肥胖，头重身倦，对季节变化适应能力差，喉中老有痰，舌苔较厚，油腻饮食易呕恶，大便易溏，皮肤分泌较旺盛，易于感染。

**易患疾病** 感冒、支气管炎、肺炎、哮喘、湿疹、荨麻疹、脂溢性皮炎、神经性皮炎、腹泻等。

调养原则 健脾化痰。饮食宜清淡少油。宜多食高粱、米仁、扁豆、生姜、洋葱、海带、白萝卜、鲫鱼、冬瓜、橙子、橘皮、杏子等。忌食生冷食物及冷冻饮料，少食甜腻酸涩的食品，如石榴、蜂蜜、梨、甘蔗等。

> **食疗**
>
> （1）米仁红枣粥：米仁50克、红枣10枚、粳米100克。粳米、米仁淘净，锅内加水适量，将粳米、米仁、红枣入锅，以武火烧开，小火熬粥，待粥熟时放少许糖搅匀起锅即成。做早餐食用。有健脾利湿作用。
>
> （2）八仙糕：人参、茯苓、山药、莲子肉各300克，研为末，加糯米粉3000克，粳米粉3500克，和匀。以白蜜500克、白糖1400克，用水熬化，拌入粉中，置笼上蒸熟，切成条糕，火上烘干后给孩子服用，视孩子大小，每次给糕50～100克，每日1～2次。

### 6. 阳盛质——较怕热

**特征** 这类体质的小儿形体壮实，面色红赤，口唇深红，口渴喜冷饮，畏热喜凉，不欲衣被，善动多言，呼吸气粗，身热肤温，大便干结难解，小便黄，舌红苔腻（或厚或干），脉滑数。

**易患疾病** 急性扁桃体炎（或化脓性扁桃体炎），外感疾病时易发高烧。

**调养原则** 润肠清热。饮食宜服用甘寒凉之类的食物：甘蔗、柿子、香蕉、柚、猕猴桃、橘子、柑、苹果、梨、枇杷、芒果、罗汉果、苦瓜、冬瓜、萝卜、鸭梨、绿豆、马铃薯、芹菜、菠菜。忌食辛热食品，如韭菜、辣椒、大蒜、羊肉等。

> **食疗**
>
> （1）蜜梨汁：梨500克、蜂蜜100克。将梨洗净，去皮去核，捣烂取汁。将蜂蜜放入梨汁，调匀即成。每日服2～3次，每次30～50克。有清热利咽、养阴润肺、润肠通便的功效。
>
> （2）胡萝卜汁：鲜胡萝卜250克、蜂蜜50克。将胡萝卜洗净，切成小方块，放入榨汁机榨汁，取汁，放入蜂蜜拌匀即成。每日服3次，每次取汁30～50毫升，再加

净水 100～150 毫升。有利肠通便、清热解毒、补肝明目的功效。

（3）芹菜粥：白米 100 克、芹菜适量。白米煮成粥，将熟时加入洗净切段或切成末的芹菜煮烂成粥。芹菜有清热、利大肠的作用。

### 7. 湿热质——有口臭

**特征** 这类孩子面部和鼻尖总是油光发亮，脸上生粉刺，皮肤瘙痒，口苦、口臭或嘴里有异味，大便黏滞不爽，小便有发热感，尿色发黄。

**易患疾病** 外感发热、口腔溃疡、哮喘、湿疹、荨麻疹、腹泻等。

**调养原则** 清热化湿。饮食以清淡为原则，多食绿豆、冬瓜、藕、荸荠等甘寒、甘平食物，少食羊肉、狗肉、韭菜、辣椒等辛温助热食物。

食疗

（1）沙参老鸭汤：老鸭 1 只、沙参 50 克。将老鸭切块、焯水，油锅爆炒入料酒，炒出香味，将浸泡好的沙参用纱布包起，同老鸭一同小火微煲直至酥软，加入调料即可。

（2）绿豆米仁粥：绿豆 50 克、米仁 30 克、大米 100 克、冰糖适量。把绿豆、米仁、大米洗净，煮粥，待熟后放入冰糖，搅拌均匀即可食用。

### 8. 血瘀质——唇舌暗

**特征** 这类孩子面色偏暗，舌下的静脉瘀紫，皮肤粗糙，有时在不知不觉中会出现皮肤瘀青，牙龈容易出血。

**易患疾病** 肺炎、哮喘、肾病、紫癜等。

**调养原则** 活血祛瘀。可多食萝卜、金橘、柚、山楂、醋等食物，少食肥猪肉等滋腻食品。

食疗

（1）山楂红糖汤：生山楂 2 枚，洗净后去核，放入搅拌机打碎。将碎山楂肉放入锅中，加入适量清水煮 20 分钟，调入红糖，搅拌均匀。

（2）鲜藕炒木耳：鲜藕片 250 克、黑木耳 10 克。将鲜藕洗净连节切片，稍微炒一下，再放入用温水泡软的黑木耳，加少许调料，略微翻炒即可。

### 9. 气郁质——脾气大

**特征**　这类孩子体形偏瘦，常感闷闷不乐、多愁善感，两胁部胀痛，胸闷，无缘无故地叹气，喉有异物感。

**易患疾病**　胃炎、腹痛、腹泻、哮喘等。

**调养原则**　疏肝解郁。多食小麦、芫荽、葱、蒜、萝卜、金橘、玫瑰花等食物。

食疗

（1）橘皮粥：橘皮 50 克、粳米 100 克。将橘皮研细末，粳米淘洗干净入锅，加清水，煮至粥将成时，加入橘皮，再煮 10 分钟即可。

（2）山药冬瓜汤：山药 50 克、冬瓜 150 克。将山药和冬瓜放入锅内慢火煲 30 分钟，调味后即可饮用。

### 10. 特禀质——易过敏

**特征**　这类孩子多为过敏体质者，常表现为对季节气候适应能力差，皮肤易出现划痕，易形成风团、瘾疹、咳喘等。

**易患疾病**　先天性疾病、遗传性疾病、过敏性疾病等。

**调养原则**　纠正过敏体质。饮食宜清淡、均衡，粗细搭配适当，荤素配伍合理，少食鱼、虾、蟹、腥膻发物及含致敏物质的食物。

食疗

（1）抗敏汤：乌梅 50 克、黄芪 20 克、北冬虫夏草 15 克、百合 30 克、粳米 100 克。先将乌梅用醋泡过夜，后将其与黄芪、北冬虫夏草一同放砂锅中冷水浸泡 1 小时，大火煮开，再用小火煎 30 分钟。取出药汁后，再加水烧 20 分钟后取汁。2 次药汁合一，加粳米、百合煮成粥。加冰糖趁热食用。

（2）黄芪牛肉丹皮粥：鲜牛肉 100 克、粳米 100 克、黄芪 10 克、丹皮 6 克、葱花、姜片、胡椒粉、味精、盐适量。鲜牛肉洗净去筋膜后和姜一起绞烂，加胡椒粉、盐、味精调匀备用。将粳米洗净入锅，取水加入锅中煮粥，待粥熟时加入牛肉馅、姜片搅散，继续用中火煮至肉熟软，再加入葱花、味精即成。每日早、晚分 2 次服食。

特禀质的孩子饮食需特别小心，一旦发现对某种食物过敏要尽量避免再次食用，不可拘泥于某个食疗方案。

以上是儿童不同体质的特点及饮食，家长可以根据孩子的体质特点，选用相应的调理方式。如果孩子症状严重，家长要及时带孩子前往专科医院就诊。

## 三、"山根"青筋辨体质

"山根"指孩子两眼之间的鼻根部。如果这个部位出现青筋，老人常会凭经验说这孩子"难养"，容易生病。所以家长要经常观察孩子鼻根部青筋的形状、颜色、色泽、分布等变化，以便看中医时一并向医生述说，这对于判断孩子的体质有帮助。

"山根"部的青筋可以表现出横形、竖形、斜形和钩形。

"山根"青筋的颜色也有讲究。颜色特别青的孩子容易动肝气，如夜晚容易惊醒，脾气急躁。颜色偏黄的孩子多有脾虚，易出现汗多、厌食、腹泻等。颜色偏红的孩子体质偏热，有发热性疾病时更为明显。

观察青筋的色泽变化还有助于判断疾病的性质和变化情况。色泽光亮鲜明的，孩子患病时间一般比较短，且多属热证，疾病以实为主。青筋色泽暗、较粗的孩子，病情一般较重或时间很长，疾病缠绵难愈，多属寒证，疾病以虚为主。孩子发病时青筋会较平时明显，如果疾病好转，青筋也会变淡或消失。

温馨小贴士：

孩子有青筋，一定是生病吗？

不一定。一般来说，婴幼儿常见面部青筋隐隐，或在"山根"或连及眉间、鼻梁等，也属正常。但当孩子患病时，青筋会显露，颜色也会转深或为深蓝，其形状也多变，或竖或斜，也有横截者。但是这也不是千篇一律，应该结合面部整体望诊综合判断。如面色红，有的满面通红，有的左边面红，有的右边面红，有的孩子前额颜色特别深黄、藜黑。有的孩子眼袍特别深等。这对于中医辨证是有讲究的。

董老诊治儿科疾病非常精于望诊，尤其是面部分部位望诊。面部望诊内容很多，单从眼袍来讲，上眼袍属脾，下眼袍属胃。常见的厌食、腹泻、哮喘患儿的辨证治疗就有不一样。

# 第二节 儿童喂养

## 一、婴儿母乳喂养

### (一)古人谈母乳喂养

在小儿喂养方面，古人积累了非常丰富的经验，古籍中提到的哺育原则与现代研究不谋而合，可见古人对小儿喂养已有了充分认识。

古人总结了母乳喂养的方法，认为乳儿的饥饱全由乳母掌握，乳母必须细心观察孩子的情况，判断是否哺乳。母乳喂养时要注意以下几点：首先乳母的身体必须健康，《备急千金要方》中提出了"慎择乳母"的概念，认为乳母的疾病会影响乳儿。其次要做到"乳贵有时"，哺乳没有计划、随时哺乳是不正确的。另外，哺乳的量也必须恰当。乳量的多少，不同孩子有不同的需求，妈妈要根据孩子的生长发育规律灵活变动，但总体而言不宜哺乳过多。古人强调"乳勿过量，宁饥勿饱"，哺乳过多会使乳儿伤于乳食，造成各种疾病。乳母还需注意自己哺乳时的状态，《备急千金要方》里还提到：乳母发怒后给婴儿哺乳，使婴儿易受惊恐，发生气疝病，还会使婴儿发生哮喘和癫狂一类疾患。如果醉酒以后哺乳，会使婴儿身体发热，腹部胀满。

古人认为小儿母乳喂养期间辅食添加的时间要适宜，"小儿四五个月，只与乳吃"。6个月后添加辅食也要恰当，认为"吃热、吃软、吃少则不病，吃冷、吃硬、吃多则多病"，提出"食贵有节"、"吃七分饱"等观点，认为过饱会伤胃气，使乳食积滞。

全国名老中医董廷瑶曾在1930年的《健康报》第五卷中发表了关于母乳喂养的12种方法，后来又针对吃母乳腹泻的患儿提出"脚气型泄泻"的概念，即一种因母乳喂养导致的婴儿泄泻。"脚气型泄泻"见于1岁以下的婴儿，其特点为：①出生后不久即有腹泻，色青，夹有奶块，大便次数多，经久不愈。②小便正常，饮食尚可，没有脱水表现，但孩子面色较白，精神差，或是烦躁不安，甚至抽搐。③普通的中西医治疗都没有明显效果，孩子腹泻的症状反复不止。④如果停止母乳喂养，往往腹泻会停止，如果恢复哺乳，腹泻又会再次出现。董老认为这类患儿的母亲乳汁中含有湿气，经哺乳将湿气不断传给婴儿，导致腹泻不止。这类患儿的母亲也有两个特点：①膝反射（用叩诊锤敲击膝盖时可以看到小腿反射性抬起）迟钝。②生化检查显示维生素B1缺乏或减低。如果孩子在1岁以内，母乳喂养，有反复出现腹泻，就要考虑是不是这种原因导致的腹泻。一旦明确要立即停止母乳喂养，并配合中药温运脾胃治疗。

(二) 现代对母乳喂养的认识

母乳喂养是婴儿最常见的哺乳方式，也是对婴儿健康发育最为有利的哺乳方式。母乳喂养的优点不胜枚举：①母乳营养丰富，易于消化吸收，蛋白质、脂肪、糖三大营养素比例适当，最适合6个月以下婴儿生长发育的需要。②母乳中矿物质含量低，对胃酸的中和作用弱，有利于消化吸收并保护肾功能。③母乳中富含分泌型免疫球蛋白、乳铁蛋白、双歧因子、溶菌酶等免疫因子，可以预防婴儿肠道感染性疾病的发生。④母乳还可以减少婴儿猝死症的发生、减少儿童期肥胖、减少罹患过敏性疾病的概率。⑤母乳还含有促进大脑发育的牛磺酸、促进组织发育的核苷酸、增强视力的DHA。⑥母乳喂养还可以促进母子感情，有利于婴儿的健康成长。⑦哺乳可以刺激母亲的子宫收缩，促进妈妈早日康复。

世界卫生组织和联合国儿童基金会建议，在婴儿出生的头一个小时里就可以开始母乳喂养，6个月内的婴儿都应尽量做到纯母乳喂养，其后以持续母乳喂养并适当添加辅食的方式进行喂养，直至2岁或更长。

产后妈妈分娩后1～5日的乳汁为初乳，第6～10日的乳汁为过渡乳，11日后的乳汁为成熟乳。产后1～2日，产妇挤压乳房时有浑浊、淡黄色的液体流出，到产后3～4日乳汁转为较稠的清白色乳汁。不少妈妈以为初乳颜色发黄清稀，不像乳汁，也不干净，是"陈奶"或"没营养"而挤掉不用，这非常可惜。初乳营养丰富，其蛋白质含量比过渡乳和成熟乳都要高，而且非常容易被消化吸收；初乳中的免疫球蛋白（一些能提高免疫力的蛋白）含量比成熟乳高出5～6倍，可使新生儿的消化道和呼吸道黏膜免受大肠杆菌、沙门菌、呼吸道病毒等的侵袭。所以妈妈一定不要浪费初乳。

### （三）母乳喂养的正确方法

1. 哺乳应在清洁安静的环境中进行。

2. 哺喂时母亲采取舒适坐位，哺乳一侧脚稍垫高，让婴儿头枕母亲臂弯，全身侧向母胸，头略高，脚稍低，嘴正对乳头。当婴儿被母亲抱起、保持同一姿势时，只要闻到母亲的乳香就会胃口大开，急着用小嘴找寻乳头吸乳。在婴儿张口时，母亲要适时将乳头送入他的嘴里，注意将乳头四周深色的乳晕一起塞进。这样，婴儿闭嘴吸吮时，正好压迫乳晕下盛满乳汁的小囊，将乳汁喷射到婴儿口中并咽下。

3. 哺完两侧乳房、婴儿停止吸吮时，轻轻用食指按压婴儿紧闭的下唇，使空气进入口腔，消除负压。再轻柔地将乳头移出，避免在强负压情况下强行将乳头拉出，使乳头破损。

4. 整个哺乳过程尽量保持婴儿清醒，哺乳后将婴儿抱直，头依母肩，面向母亲，轻拍其背部，将哺乳时吸入胃内的空气排出。然后，将婴儿头略垫高，右侧卧于床上，切忌翻动，不要摇晃，以免发生溢奶。

5. 哺乳时要注意婴儿的各种变化，了解他们的饥饿情况、吸乳速度、吸乳量的多少、情绪反应、吸吮强度、吞咽节律及吐奶情况。乳母应充分了解自己的孩子，采取合适的方法应对。

## 二、幼儿饮食喂养

### （一）辅食添加

孩子过了纯母乳喂养阶段后，就要开始添加辅食了。辅食一般是指孩子在 6 个月到 1 岁期间，在以乳汁为主要营养来源的前提下，所添加的辅助食品。辅食的添加不仅能补充奶制品营养的不足，帮助孩子更健康地成长，还能训练孩子的消化咀嚼功能。

研究表明，母乳能提供 6 个月内婴儿的全部营养，换而言之，如果孩子超过 6 个月仍未添加辅食，就可能会影响营养供给。专家建议，父母可以根据自己孩子的实际情况在 4 ~ 6 个月内添加辅食，6 个月之前添加的辅食不要求摄入量，只为帮助孩子慢慢过渡到辅食阶段。辅食添加的原则是：从少到多、从稀到稠、从细到粗、从一种到多种。添加的过程要循序渐进，一种辅食添加 5 ~ 7 日后，如大便没有异常，精神状态良好，才可添加另外一种辅食。辅食添加的过程要自然，不要强喂，家长可通过各种方式诱导，逐渐转变孩子的口味，孩子会慢慢适应。

辅食添加可参照以下顺序：

4 月龄：添加蛋黄（煮蛋蛋黄，从 1/8 个开始，逐渐到 1 个）。

5 月龄：米粉、米汤、菜汁、果汁。

6 月龄：此时婴儿开始萌牙，可给些稍硬的食物：适量蛋羹、烂面片、烂稀粥或蔬菜泥、水果泥等。

7 月龄：此时尽量保证每日 1 份蔬菜泥，每日 1 次谷物类米糊，并可逐渐添加瘦肉泥、豆泥等。

8 ~ 9 月龄：添加肝泥、豆腐、肉末、碎菜，每日 2 ~ 3 次。也可给适量的面包、蛋糕等。

10 ~ 12 月龄：食物结构要逐渐多样均衡，包括菜碎（如卷心菜、西兰花、菠菜等）、淀粉类食物（如土豆、大米、小米、面包、面条、燕麦、谷物早餐等）、蛋白质食物（如猪肉、牛肉、羊肉、鸡肉、豆类等）、水果（如橙子、蜜橘等）。每日 2 ~ 3 次。

12 月龄以上：此时的食物应更接近成人，奶量和喝奶次数也应逐渐减少，每日喝 500 ~ 600 毫升的奶就足够了。孩子每日要吃 3 ~ 4 份淀粉类食物，至少 1 份肉蛋类或 2 份豆类食物，还可配上果酱或果仁酱。

给孩子添加辅食还要注意以下 3 点：第一，不要让孩子养成偏食挑食的习惯，当孩子拒绝某种食物时可反复尝试诱导，给孩子形成"什么都要吃"的概念。第二，辅食的形态要由稀到稠，父母要有意识地开发孩子的咀嚼功能，不要依着孩子的性子不断提供纯液体食物。第三，辅食的结构要均衡，不论孩子是否对某类食物表现出特殊喜好，家长都要严格控制饮食结构，做到主食＋蔬菜＋肉蛋＋水果的模式。

**温馨小贴士：**

**给孩子添加辅食之初应尽量避免哪些食物？**

**盐：** 孩子1周岁之前，任何食物都不能加盐，因为过多的盐会对孩子未成熟的肾脏造成负担，而且会影响孩子的饮食习惯，容易日后形成高血压。盐还会影响孩子对钙的吸收。

**糖：** 孩子1岁前的食物中不要加糖，糖会增加孩子患蛀牙的风险。而且血糖急速变化会导致孩子情绪化。

**蜂蜜：** 蜂蜜中含有肉毒杆菌，能造成孩子感染，甚至中毒。所以孩子1岁前不能吃蜂蜜。即使孩子出现便秘，也不要用蜂蜜润肠通便，家长应选用果汁代替。

**果仁：** 果仁既容易造成过敏，又有可能给孩子带来窒息的危险。喂养时可以果仁酱代替，花生酱就是很好的选择。

**容易过敏的食物：** 水果中的草莓、猕猴桃、芒果等都是非常容易过敏的食物，如果孩子已经有哮喘、奶癣等过敏性疾病，就更要避免吃这类食物。海鲜也是常见的过敏食物，要尽量避免给孩子食用。

## （二）断奶

正常的断奶年龄一般在2岁左右，"断奶"是指孩子的食物结构从以奶类为主要来源过渡到以正常饭菜为主要来源。断奶后孩子的饮食要符合以下几点：

### 1.每日喝牛奶

断奶并不是绝对不进食奶类，牛奶中含有优质的蛋白质和脂肪，是孩子成长的重要营养来源。牛奶每日1杯即可，不要过量。部分孩子在断奶初期对牛奶非常依赖，家长不要为了满足孩子的喜好，每日仍给孩子喝大量牛奶，导致孩子正餐没有食欲，始终不能真正地过渡到普通的饮食。

### 2. 每日保持进餐 6 次

刚断奶的孩子胃还很小，每次进餐不能吃太多食物，少食多餐是最好的办法。家长可以每日安排早、中、晚 3 次正餐，正餐的时间和父母一致，培养孩子养成按时就餐的习惯，但每次只给少量食物。每 2 次正餐之间再加 2 次辅餐，睡前增加 1 次进食。辅餐可提供蛋糕、酸奶、水果等食物，食物的含糖量不要过多，量也不要太大，以免影响正餐的食欲。睡前进食时间不要过晚，可在这个时间喝 1 杯牛奶，牛奶有安眠作用，能帮助孩子获得良好的睡眠。

### 3. 食物的种类要多样

不同食物中所含的营养成分不同，孩子的食物结构要多样，才能做到营养均衡。每日饮食尽量包含主食类、鱼肉豆蛋类、蔬菜类、油脂类、奶类、水果等，做到膳食平衡。

### 4. 食物要细、软

刚断奶的孩子，一般只长出 6 ~ 8 颗牙齿，不能完全咀嚼食物，而且孩子的胃肠吸收功能也比较弱，不能消化大块、坚硬的食物，因此给孩子的食物要细、软。孩子的咀嚼功能需要慢慢锻炼，当孩子对新的食物逐渐适应时，可以适当增加食物的韧度，慢慢提升孩子的咀嚼能力。

## 三、均衡微量元素

微量元素是人体必需的成分，包括锌、铜、铁、钙、镁等元素。这些元素在人体内含量极少，因此被称为"微量元素"。它们虽被称为"微量元素"，但在参与人体的各种生理活动和代谢过程中都是必不可少的。锌与人体多种酶及激素、核酸、蛋白质的合成有关，能影响细胞的分裂、生长和再生，同时还具有改善食欲及消化功能的作用。钙是构成骨骼、牙齿的主要成分，对小儿骨骼生长起到关键的作用，血钙还起着调节神经肌肉兴奋、心脏机能等作用。铁能参与血红蛋白、肌红蛋白、细胞色素的合成，以及多种酶的合成和活化，是重要的造血原料。碘是甲状腺素的重要成分，对维持儿童正常生长发育，促进骨骼生长，维持中枢神经系统的结构与功能特别重要。铜参与人体许多重要酶的合成和生理作用，对儿童的生长发育起着相当重要的作用。锰是硫酸软骨素合成酶的必需辅助因子，与骨的生长关系密切。硒具有的抗氧化作用，可以保护细胞膜的结构和功能，帮助细胞正常的分裂、繁殖、遗传和生长发育。

很多家长担心孩子缺微量元素，忙着给孩子补锌、补钙。其实，微量元素的补充原则为"缺什么，补什么；缺多少，补多少"。如果孩子出现生长过缓、经常患病、腿抽筋、厌食、汗多等症状，要先检测孩子体内微量元素含量是否缺乏，缺了再补。检测微量元素含量必须前往正规医院，检测方法一般有两种，一种为抽血检测血液中微量元素的浓度，这种方法能显示孩子即刻血液中微量元素含量的多少。另一种方法为头发检测，头发中的微量元素含量体现了孩子在近 1 ~ 2 个月内的微量元素水平。经检测如发现某种微量元素缺乏，可以补充。用食品补充微量元素是较好的方法。以下是富含微量元素的食物。

**富含锌元素的食物：**小米、豌豆、大米、葵花籽、花生、核桃、菠菜、芹菜、韭菜、葱、莴苣、胡萝卜、猪肝、鲜瘦肉、牛羊肉、鸭蛋黄、鲫鱼、河虾。

**富含铜元素的食物：**豌豆、红小豆、大豆、芝麻、葵花籽、水芹、金花菜、韭菜、菠菜、花菜、柿子、鹅肉、鸭肉、猪肝、虾、猪肉。

**富含铁元素的食物：**粟子、豌豆、绿豆、红豆、芹菜（叶）、香椿、胡萝卜、猪肝、鸭蛋黄、鸭肉、黑木耳、蘑菇、油菜、腐竹、黄花菜。

**富含钙元素的食物：**牛奶、芝麻、小米、绿豆、鱼类、骨头汤。

**富含镁元素的食物：**绿豆、芝麻、蚕豆、豌豆。

**富含锰元素的食物：**韭菜、金花菜、水芹、菜花、油菜。

**富含碘元素的食物：**海带、紫菜、海虾、鱼。

**富含硒元素的食物：**大豆、鸡、猪肉、蛋、牛肉。

如果孩子某种微量元素水平明显偏低，可以在儿科医生的指导下选择适合的药物制剂补充，并定期复查，直到微量元素水平恢复正常。

微量元素缺乏是可以预防的，只要孩子在日常生活中做到饮食搭配合理、不挑食、偏食，不吃过"精"食物，就可保证体内微量元素的需要。特别要注意的是，家长不要随意给孩子服用微量元素的合成营养制剂，这些制剂往往没有取得国家药物监管部门的批准，仅以保健品的形式销售，其内微量元素含量极低，无法起到补充作用。

# 第三节　儿童生长发育

## 一、小儿生长发育规律及特点

孩子的生长发育是连续不断进行的，但各阶段的速度不一样。相对而言，孩子年龄越小，体格生长速度越快。其中又以出生后半年内及青春期为两个最快的生长高峰。孩子的功能发育是由低级到高级，由简单到复杂。例如 5 个月大的孩子是用整只手去抓取东西的，功能逐渐发育后就逐渐会用拇指和食指去捏取小的物品。另外，随着孩子不断地生长发育，身体各部分发育比例会不断变化逐渐接近成人，各器官的功能和形态也会不断地完善。

根据小儿年龄阶段的生理解剖特点，一般可将小儿时期划分成 7 个阶段：

**胎儿期**：指受孕到分娩这一阶段，共 280 日。

**新生儿期**：指出生～ 28 日。

**婴儿期**：指出生 28 日后～ 1 周岁。

> **幼儿期**：指 1 ~ 3 岁。
>
> **学龄前期**：指 3 ~ 7 岁。
>
> **学龄期**：指 7 岁 ~ 青春期来临（一般女孩 12 岁，男孩 13 岁）。
>
> **青春期**：一般女孩从 11 ~ 12 岁到 17 ~ 18 岁，男孩从 13~14 岁到 18 ~ 20 岁。
>
> 注：近十几年来，孩子青春期平均年龄有提早的趋势。

## 二、小儿营养特点

根据孩子生长发育的特点，他们所需要的营养素相对高于成人。在生长高峰前期，家长要做好相应的膳食供应，有意识地给孩子储备一些营养素。孩子胃肠道吸收能力较差，生长发育对营养素的需求量又很大，容易患一些营养性疾病。孩子的年龄越小，患营养性疾病的可能越大，家长要特别注意。

如果孩子有偏食、挑食或者是喜吃零食不吃饭的坏习惯，就更容易导致营养素摄入不均衡而造成一些营养素的缺乏，导致生长发育迟缓，甚至会形成某些疾病。常见的营养缺乏病有以下 3 种：

1. 缺铁性贫血：本病会影响孩子的智力发育，孩子容易造成注意力不集中、乏力、学习成绩差、行为异常、免疫力低下容易生病等。

2. 缺锌：缺锌对孩子影响很大。孩子常表现为生长发育迟缓、厌食、多汗、重复感染、味觉减退等。

3. 缺钙：钙摄入不足，常伴维生素 D 缺乏，可引起生长迟缓、骨骼变形，发生佝偻病。

## 三、小儿生长发育评估

### （一）体重

体重是检测小儿生长发育是否正常的重要指标，可以直观地反映孩子体格的发育情况。孩子应在清晨空腹、排空大小便、仅穿单衣的情况下测量。小儿体重的增长不是匀速的，可以用以下公式推算：

小于 6 个月　　体重（kg）= 3 + 0.7 × 月龄

7 ～ 12 个月　　体重（kg）= 7 + 0.5 ×（月龄 −6）

1 岁以上　　　体重（kg）= 8 + 2 × 年龄

## （二）身高

身高反映了孩子骨骼的发育情况。3 岁以下应以仰卧位测量身长。立位测量时要脱去鞋袜，摘帽，立正，头、背、臀、足跟均紧贴测量尺。小儿身高可以用以下公式推算：

3 个月　　　　身高（cm）≈ 62

12 个月　　　 身高（cm）≈ 75

24 个月　　　 身高（cm）≈ 85

2 ～ 12 岁　　 身高（cm）= 70 + 7 × 年龄

**温馨小贴士：**

孩子如果在某一阶段出现短暂的体重、身高不达标，算生长发育迟缓吗？

体重、身高的标准并不是一个固定值，均受遗传、体质、营养、运动等因素影响，近十几年来，孩子的体重、身高也有轻微的上升趋势。孩子如果在某一阶段出现短暂的体重、身高不达标，并不算生长发育迟缓。只有连续几次不达标，才需要进行干预。

## （三）出牙情况

观察孩子的牙齿出牙情况也可从一定程度上判断孩子的生长发育是否正常。

乳牙一般在孩子出生后 4 ~ 10 个月开始萌出。出牙顺序是先上后下，自前向后，只有尖牙例外。乳牙在 2 ~ 2.5 岁出齐。

2 岁以内乳牙颗数公式：乳牙数 = 月龄 − 4（或 6）。

6 岁左右开始出第 1 颗恒牙，乳牙会按萌出的顺序先后脱落。如果孩子的出牙时间推迟，或者出牙的顺序混乱，家长就要考虑孩子营养不足，生长发育迟缓的可能。

### （四）智能发育

智能发育包括感知、运动、语言、性格等。运动和语言是最直观的评估方式。孩子的运动发育是一个由上到下，由粗到细，由不协调到协调的过程。新生儿只会吮吸、吞咽，1 个月孩子会伸懒腰，2 个月能在搀扶下坐起，6 个月能独坐，8 个月会爬，10 个月可扶走，12 个月能独立行走，18 个月可跑步，24 个月能并脚跳。

孩子的语言发育要经过发音、理解、表达 3 关。一般孩子 3 个月能发出咿呀的声音，7 ~ 8 个月会叫爸爸妈妈，1 岁会说简单的话（如吃、走），2 岁能简单交谈，5 岁能完整表达自己的意思。

## 四、小儿生长发育迟缓

目前小儿生长发育迟缓的发生率高达 9.9%，孩子除了以上一些硬性的指标不达标，还会有些其他表现提示生长发育迟缓，如果家长不重视，容易忽视。

### （一）症状

1. 身体软、运动少：这是肌肉张力低下的表现。中医认为"脾主肌肉"，这类孩子往往有脾虚表现，容易出现汗多、乏力，容易经常感冒。且这类孩子脾胃吸收功能较正常孩子低下，对营养的吸收力弱，如果不加重视，容易造成生长发育不良。

2. 反应迟钝：反应迟钝主要表现在视力和听力上。如果孩子视力、听力受损，就会反应迟钝。如果孩子已经排除了视力和听力方面的障碍，就要考虑智力水平。反应迟钝往往是智力低下的早期表现。

3. 头围异常：头围是脑发育的形态指标，头围过大或过小都是异常的表现，脑发育对孩子的智力至关重要，如果发育不良，造成的损伤是不可逆转的，会影响孩子终身。

4. 小手紧握：小手握拳不能张开，或者是拇指内收，不能抓取物品。如果孩子小手紧握的表现集中在一侧肢体，更要考虑发育异常所致。

5. 头不稳定：正常孩子 2 ～ 4 个月间会自己慢慢学会抬头，如果超过 4 个月大，孩子坐立时头部还是无法竖直或者抬头，属于异常表现。

6. 不笑：3 个月的婴儿会开始微笑。如果孩子超过 4 个月还是不会发出笑声，则是运动发育迟缓的表现。

7. 进食减少：婴幼儿哺乳无力，或者较大的孩子厌食，都会导致营养摄入不足。即使暂时尚无生长发育迟缓的表现，长期如此也会影响发育，有类似表现要及时纠正。

（二）病因

中医将小儿生长发育迟缓这类表现归为"五迟、五软"的范畴。五迟指的是立迟、行迟、齿迟、发迟、语迟，五软指的是头项软、口软、手软、足软和肌肉软。五迟、五软可以单独出现，也可以同时存在。本病可由先天不足引起，也可由后天调摄不当造成。中医认为本病与肝脾肾三脏最为密切，中药调理一般以养肝、健脾、补肾为主。

相对而言，后天引起的生长发育迟缓容易纠正，先天引起的发育不足难以纠正，往往影响终身。

### （三）治疗及家庭护理

小儿发育迟缓主要是由于营养不足造成的，使用具有促进生长发育作用的食物可以逐步补充孩子缺失的营养。

1. 富含蛋白质的食物：蛋白质是细胞重要的构成物质，是儿童生长发育最重要的物质基础。优质蛋白质的食物来源包括动物性食品、豆类等。蛋类含有丰富的卵磷脂，能够改善脑组织代谢，促进孩子智力发育。其中鹌鹑蛋的卵磷脂含量特别高，对孩子尤为适宜。另外，酸奶中的乳酸菌有助于孩子神经系统的发育，还可促进微量元素的吸收，适合孩子饮用。

2. 富含铁的食物：正常饮食中铁的供应量足够人体所需，但缺铁的关键在于普通食物中非血红素铁含量多，血红素铁含量少，不利于孩子吸收。因此补铁时必须注意此点。婴儿断奶时容易造成缺铁，因此婴儿应尽早添加含铁的辅食。2岁以后可多食动物血、瘦肉、鱼、禽、木耳、海带、芝麻等。

3. 富含锌的食物：牡蛎、海鱼、蛤贝等海产品富含锌。精制的米、面含锌量低，孩子可适当吃些粗粮，不要食物过精过细。另外，大量钙、铁可妨碍锌的吸收，如果孩子在补钙，更要注意锌的供给。

4. 富含钙的食物：奶和奶制品是钙的主要来源，其含量和吸收率均高。虾皮、鱼、海带中的钙含量也很高。

孩子的微量元素补充要以食补为主，尽量不要随意服用成分不明的保健品。如果孩子已表现出相关症状，可以前往医院检测微量元素含量，根据医生建议，正规地服用药物纠正。

## (四) 中医来支招

### 1. 食疗方

**鹌鹑猪肤膏**

用料：猪皮 1000 克、猪骨头 500 克、鹌鹑蛋 15 个、面粉 300 克、蜂蜜、姜汁各 50 毫升。

制法：先将猪皮刮毛洗净，猪骨剔除脂肪，加水适量后文火熬至极烂，取出猪骨，用纱布滤去粗渣。将面粉加水 400 毫升调稀，放锅内与猪皮汁混合，再加入打散的鹌鹑蛋液，最后加入蜂蜜、姜汁，煮沸拌匀，取出候凉，即凝成胶冻状，放冰箱保存即可。

服法：每次 30 ~ 50 克，随意服食。每日 2 ~ 3 次。

功效：猪皮内含胶原蛋白、猪骨含钙质、鹌鹑蛋含卵磷脂，对发育迟缓者有较好的辅助治疗功效。

**枸杞山药炖鹌鹑**

用料：淮山药 15 克、枸杞子 9 克、桂圆肉 6 克、鹌鹑 1 只。

制法：将鹌鹑去毛洗净，沸水烫过，加入药材及适量汤水，隔火炖煮。

服法：调味后饮汤吃肉佐饭。

功效：淮山药健脾补肾，枸杞子补肾明目，桂圆肉补脑安神，鹌鹑肉补益气血。

**猪骨番茄汤**

用料：猪骨 250 克、番茄 150 克。

制法：猪骨用水洗净，放锅内加适量水煮，先武火后文火熬至汤浓时，把西红柿洗净切开，煮烂。

服法：调味后饮汤吃番茄佐餐。

功效：猪骨富含钙质，番茄开胃，同服能壮筋骨，助发育。

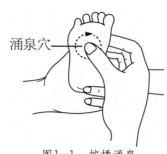

涌泉穴——

图1-1 按揉涌泉

**2. 推拿疗法**

推拿对运动功能发育迟缓的孩子疗效比较明显。手法的作用部位主要在手臂、腿等肌肉丰厚处。

（1）一手握住孩子小手，另一手按揉孩子的手臂，沿大臂到小臂方向，动作要轻，按揉3～4次。

（2）下肢按摩方法与上肢类似，家长一手握住孩子的小脚，一手沿大腿至小腿方向按揉3～4次。

（3）用大拇指轻轻地按揉孩子双侧脚跟3～4次。

（4）用两手拇指轻轻按揉孩子的脚后跟，并按揉足底的涌泉穴，即脚心凹陷处（图1-1）3～4次。随后再轻轻地挤压每一个脚趾。

**温馨小贴士：**

**小儿发育迟缓都是营养不良导致的吗？**

随着经济水平发展，小儿因食物匮乏、营养摄入不足的生长发育迟缓已越来越少见。大部分孩子的生长发育迟缓是由饮食摄入不平衡或疾病所致。

孩子偏食、挑食会导致某些营养成分堆积而一些营养成分严重不足。孩子处于生长发育阶段，对各类营养素都十分敏感，一旦某种成分缺乏，就会表现出相应的症状。正常餐食中的许多成分在零食中是没有的，不能用吃零食来代替吃饭。正确的喂养不应单看孩子摄入食物的量，还要看品种是否全面，营养是否均衡。

另外，一些疾病也可导致生长发育迟缓，如染色体异常、代谢性疾病、骨骼疾病、慢性疾病、内分泌疾病等，都可影响发育。如果家长自认为孩子每日摄入的食物量和种类尚可，而生长发育迟缓又持续存在，可以带孩子前往医院检查，排除相关疾病。

# 第四节 长高

越来越多的父母希望自己的孩子长得更高一点，这样既能使孩子有良好的形体，又可增加社会竞争力。要让孩子长高，首先要知道孩子身高的增长规律。

## 一、长高分为三个阶段

基础阶段：1 ~ 9 岁是孩子长高的打基础阶段。

突增阶段：10 ~ 16 岁是孩子的发育期。此阶段身高明显增长，此时对钙离子需要量特别多，专家研究发现，此阶段孩子每多吸收 3 万毫克的钙离子，身高便可多长 1 厘米，而一般家庭日常餐桌上，钙离子含量不到青少年所需的 50%，不同家庭，钙离子营养不一样。这样孩子的身高便悄悄拉开了差距。

最后冲刺阶段：男性 17 ~ 26 岁，女性 16 ~ 25 岁，为长高的最后冲刺阶段。研究发现，此阶段青少年骺软骨还未真正愈合，在这个阶段，足量钙离子营养仍然十分重要。

## 二、影响身高的因素

### （一）遗传因素

儿童生长影响因素有很多，当然身高很大程度受父母遗传身高影响，父母身高都比较高的话，这个孩子相应的身高也会比较高。

### （二）睡眠因素

睡眠对身高的影响主要与"生长激素"有关。生长激素是由人的脑垂体分泌的，脑垂体一天的"工作量"很大，除了要分泌生长激素外，还要分泌性激素、促肾上腺皮质激素等人体所需的多种激素，也因为"太忙了"，所以它并不是 24 小时都在分泌生长激素。把握好生长激素分泌的时间，抓紧睡眠，尽可能地让身体释放较多的生长激素，就是让孩子长高的关键。

要科学睡眠，首先要掌握生长激素的分泌规律。婴儿期是生长激素分泌的特殊时期，不管是白天还是晚上，脑垂体在不断地分泌生长激素，所以 1 岁以前的婴儿，长得特别快。幼儿期后，生长激素在白天的分泌量就非常少了，分泌量主要集中在晚上入睡时。它是呈脉冲式分泌的，晚上 9 点到凌晨 1 点是生长激素分泌高峰，可以达到白天的 5 ~ 7 倍，一旦晚睡错过了，就再也补不回来了。生长激素另一个分泌小高峰在早上 6 点前后的 1 ~ 2 个小时内。有一点需要注意的是，生长激素并不是一到晚上 9 点就开始按时大量分泌，它的大量分泌必须有个前提，就是必须在孩子深度睡眠时才会发生。如果这个时间孩子还没上床，或者已经上床但还没睡着，又或者已经睡着但还没进入深睡眠状态，那么它的分泌量就会大大降低（图 1-2）。

所以要让孩子长高，最好在晚上 8：30 前就上床，最迟不要超过晚 9：30，早上 7 点以后再起床，这是最助长高的作息时间（图 1-3）。

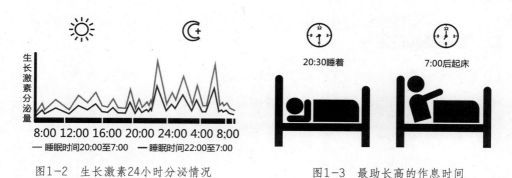

图 1-2　生长激素 24 小时分泌情况　　　　图 1-3　最助长高的作息时间

## （三）饮食因素

现在很多家长已经意识到后天的饮食对身高的影响也很大。

**1. 宜**

（1）多吃优质的蛋白质。蛋白质能使体内多余的脂肪很快地燃烧掉，使体重减轻，又可增强身体对疾病与疲劳的抵抗力。摄取足够的优质蛋白质对长高有很大的作用。在肉类、鱼、蛋等食物中都含有大量优质蛋白。其中蛋是最重要的食物。因为蛋含有制造细胞所需的各种氨基酸，所以经常吃蛋，一定可以发挥理想的效果。

（2）早餐不能省。有许多怕胖的女孩都忽略了早餐，事实上在外国人眼中，早餐才是一天的主餐，是人体一天营养供给的重要来源，不管体重多少，早餐一定要吃。

（3）补充足够钙质。钙是骨骼成长的基础。如果膳食中不能经常摄取生理所需钙量，血钙和软组织中的钙量不足，就必须向骨骼取钙，而骨骼中缺钙，其结果会导致骨质疏松、椎骨变形、脊柱变曲。骨骼得不到充足营养，当然无法正常生长，更别提长高个儿了。含钙较多的食物有：奶制品、鸡蛋、鱼类、贝类、豆腐及豆类、芝麻酱、南瓜子等。

（4）补充足够的维生素。维生素是生命的源泉，每天要多吃含有维生素的食物。维生素 D、维生素 C 等都有助于钙的吸收利用。

（5）补充微量元素。人体对铁、锌、铜等微量元素的需求量并不大，但却是必不可少的，如果缺了它们，孩子会出现各种问题。缺锌的孩子会没有食欲，必然影响生长。铁是合成血红蛋白的必需物质，铜是合成血红蛋白的催化剂。食物中供给铁、铜若是不足，必然使血红蛋白合成受阻，孩子的生长发育、智力发育、免疫功能等均会受到影响。

面粉、小麦胚芽、豆类、虾、螃蟹、贝类、海藻、牛肉、鸡肉、肝脏、猪腿肉、蛋、牛奶、乳酪及深色蔬菜等都是适宜的长高食物。

**2. 忌**

（1）碳酸饮料。有资料表明，偏爱饮用碳酸饮料的儿童有 60% 因缺钙影响正常发育。特别是可乐型饮料中磷含量过高，过量饮用导致体内钙、磷比例失调，造成发育迟缓。

（2）各种糖果、甜饮料。吃糖过多会影响体内脂肪的消耗，造成脂肪堆积，还会影响钙质代谢。专家认为，吃糖量如果达到总食量的 16%～18%，就可使体内钙质代谢紊乱，妨碍体内的钙化作用，影响长高。

（3）各种"垃圾食品"。"垃圾食品"由于在制作过程中营养损失大，又使用了各种添加剂，如香精、防腐剂、色素等，虽然它们提供了大量热量，但蛋白质、维生素等营养成分却很少，长期食用这类食品，可导致儿童营养不良。

（4）高盐。盐也是增高的大敌，必须养成少吃盐的习惯。

### 3. 长高食谱

**黄芪猪肝汤**

原料：黄芪 30 克、五味子 3 克、新鲜猪肝 50 克、新鲜猪腿骨 500 克。

制法：先将猪肝用清水洗净，切成片；猪腿骨用清水洗净、打碎，与黄芪、五味子一起放进砂锅内，加适量清水，先用旺火煮沸后，改为文火煮 1 小时，再滤去骨渣和药渣；将猪肝片放进已煮好的猪骨汤内煮熟，加进调味料调味，待温时吃猪肝喝汤。

**鸡肝蛋皮粥**

原料：新鲜鸡肝 50 克、新鲜鸡蛋 1 个、大米 100 克。

制法：洗净大米，放入砂锅内，加适量清水煮粥，至大米开花时为度；将鸡肝洗净、剁泥，用香油适量炒热，备用；鸡蛋去壳打匀，放锅内加少许香油制成蛋皮，切碎。与热鸡肝一起放进粥内，煮至粥稠，待温，加调味料调味食用。每日 2～3 次。

**猪骨菠菜汤**

原料：新鲜猪脊骨 250～500 克、菠菜 150～200 克。

制法：用清水洗净猪脊骨，砍碎，放入砂锅内，加适量清水，先用旺火，后用文火煮 2 小时，然后将事先氽烫过的菠菜放入汤中，稍煮即可，待温，加入调味料调味，喝汤吃菠菜。

### 牡蛎肉汤

原料：新鲜牡蛎肉 100 克、生姜丝少许。

制法：将牡蛎肉用清水洗净，放入砂锅内，加上生姜丝少许，加适量清水，用中火煨成浓汤，再加入少量调味料，待温，喝汤吃肉。

### 鸡蛋黄粉粥

原料：鸡蛋 1 个、大米适量。

制法：鸡蛋洗净后放入砂锅内煮熟，去除蛋白，留下蛋黄，用汤匙研成细末，加进已煮好的米粥中，拌匀食用。

此外，还有一些其他因素，比如周围的环境、宽松的家庭环境、运动等，都是影响儿童生长的重要因素。如果这些环节上，某个方面出了问题，可能也会影响儿童的正常生长发育。目前随着社会发展及生活水平的提高，子女身高有超过父母的趋势。

中医认为，肾主骨，孩子能否长高与肾气是否充沛有关。肾气旺盛则容易生长。

**温馨小贴士：**

**是不是所有的运动都利于孩子长高？**

幼儿期是骨骼生长的关键时期，运动固然是帮助孩子长高和健身的好方式，但是到孩子遇到下面这 4 种运动方式时，就不能长高了。

1. 强度过大的长跑

孩子正处于生长发育阶段，肌肉纵向发展，肌力差，强度过大的长跑易使肌肉疲劳，影响肌肉的正常发育。还会加重其心肺负担，造成氧气供应不足，影响孩子的正常生长发育。孩子长跑，应量力而行，循序渐进，才能起到锻炼效果。一般认为，12岁以下每次跑程不宜超过1000米，跑速也不宜过快。

**2.经常拔河**

拔河时，孩子身体或后仰，或前倾，或侧身，四肢用力维持在固定的位置上，往往要持续一定的时间。幼儿的骨和关节很娇嫩，容易受伤和变形，拔河会使幼儿全身肌肉处于持续的紧张状态，需要消耗大量的氧气和营养物质，不仅肌肉易疲劳，而且不利于肌肉的正常发育。

**3.掰腕子**

在掰腕子时，肘关节必须屈曲到近90°并支撑在桌面上，才能稳定前臂与上臂，把全身力气用在手腕上。这时，双方都咬紧牙关，拼命屈曲手指和腕关节，以最强的力量压向对方，容易造成手臂骨折。另外，掰腕子前一般都没做准备运动，一开始就全力拼搏，全身的肌肉韧带从原来的松弛状态一下子变成紧张的收缩状态，很容易造成肌肉、肌腱、筋膜、韧带等软组织的扭伤。

**4.常玩"斗鸡"**

游戏参加者以膝盖骨为进攻武器，互相攻击，容易使膝关节受到损伤。膝关节的碰撞，可引起关节面的充血、水肿，如长期反复发生，可导致关节面粗糙不平，形成永久性创伤性关节炎，影响关节的正常活动。如果伤及膝关节内的半月板，还会引起行走困难。再者，由于"斗鸡"时是单脚着地，身体重心不稳，一不小心便造成踝关节的扭伤，或互相攻击时容易撞到胸腹部组织，轻的发生软组织挫伤，严重的可致肋骨骨折。

## 三、助长的推拿手法

**1.按揉百会（图1-4）**

位置：头顶正中心，两耳角直上连线中点。

手法：用拇指或食指、中指指端按揉20～50次。

**2. 推三关（图1-5）**

位置：前臂桡侧（大拇指一侧），阳池至曲池成一直线。

手法：用拇指或食、中两指指面自腕横纹推向肘横纹，一直推到皮肤发红为度。

**3. 捏脊（图1-6）**

位置：后背正中线上。

手法：两手沿着脊柱的两旁，用捏法把皮捏起来，边提捏，边由下自上推进，由尾骶部捏到枕项部，重复 3～5 遍。

**4. 推涌泉（图1-7）**

部位：屈趾足掌心正前方凹陷中。

手法：以左手托住孩子足跟，再以右手拇指向足趾方向推。1～3分钟。

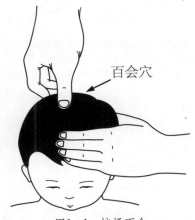

图1-4　按揉百会

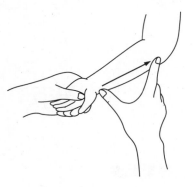

图1-5　推三关

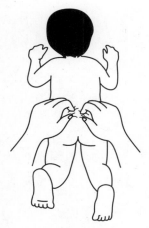

图1-6　捏脊

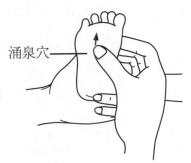

图1-7　推涌泉

31

**温馨小贴士：**

*孩子身高受哪些因素影响？*

*孩子的身高受多种因素影响，父母遗传在孩子最终身高的影响因素里占到70%左右，饮食、运动、睡眠、环境等其他因素占30%。这些方面中的任何一个环节出了问题，都可能影响儿童生长发育情况。目前家长要特别注意两点：其一，不要随意购买任何号称有助长作用的保健品和中药，如有需要需到医院就诊，听从医生指导。其二，即使孩子学业负担重，也尽量不要延迟孩子的上床时间。*

# 第五节　儿童四季保健

## 一、春季保健

### （一）春季饮食宜清淡

中医学认为，春主生发，燥是其一大特点。春季人易上火，很多人会出现口干舌燥、大便干结等"上火"症状。中医将"上火"分为实火、虚火，要根据"火种"来灭火。比如牛黄解毒丸对降实火，也就是伴有大便干结的症状有用，但对因脾胃虚弱引起的虚火作用不大。

预防上火，饮食宜清淡，忌油腻、生冷及刺激性食物。有明显上火症状的孩子可以吃一些清火的食物，如绿豆汤、金银花茶、菊花茶、莲子心泡水等。要让孩子少吃发物和易引起"上火"的食物，如鱼、虾、蟹、羊肉等。

## （二）"春捂"也要讲科学

俗话说，春捂秋冻，家长常谨记一个"捂"字，天很热也不给孩子减衣服。其实，春季气候多变，虽不可一下子减得太多，也不能捂得太厚。若孩子衣服穿得太多，活动时出汗，活动后未能及时擦干，容易受凉感冒，引发疾病。家长要根据天气变化，适时增减孩子衣服。

科学的"春捂"要做到以下三点：第一，别急着"换季"。冬季衣物先别急着收起来，等气温稳定了再换季。第二，随时增减衣物。春天气候变化异常，早晚温差变动大。可以带件衣服备用，晚上睡觉时搭条小毛毯，避免寒气损伤阳气。第三，别捂出汗。捂过头了也会导致感冒、抵抗力下降。所以外出时，家长可以给孩子准备几条干净的小毛巾，垫在孩子衣服的最里面，如果孩子出汗了，可以及时更换，避免孩子受凉感冒。

## （三）黄绿蔬菜防春困，食疗重在养肝脾

在春日暖洋洋的阳光照射下，人体血管扩张，血流速度加快，容易导致大脑缺氧，进而招惹到"瞌睡虫"。孩子生性活泼好动，但容易疲劳时一困就睡却对健康很不利，兴奋疲惫过度，加之天气早晚温差大，更容易使孩子感冒。

"春困"使人身体疲乏，精神不振，家长可给孩子吃一些红黄色和深绿色的蔬菜。在中医看来，春季对应的脏腑是肝，颜色是青，性味是酸，如胡萝卜、南瓜、番茄、青椒、芹菜这类的蔬菜，适当地补充一些绿色果蔬，对肝气的生发、孩子精力的恢复、消除春困很有好处。韭菜是春季最好的食物，可多吃但不宜过量；香菜、葱、蒜、莲子、大枣、山药等也很适合春季吃。中医认为小儿先天就属肝有余、脾常不足、肾常虚的体质，孩子在疏肝的同时还要多食一些性味甘平的食品补益脾胃。

**（四）疾病预防严把关**

春季，万物复苏的同时，各种疾病，尤其是传染性疾病也呈现高发流行趋势。为了防止孩子被传染，家长要严把关、巧预防——

1. 培养孩子良好的卫生习惯，教育孩子讲究饮食卫生、个人卫生和文明的生活方式，养成餐前便后洗手的习惯，可避免腹泻、寄生虫病的传播。

2. 孩子的衣物、被褥要经常拿到阳光下暴晒，孩子的食具、玩具也要定期消毒。

3. 居室必须要每天通风、保持空气流动。每日至少2次，每次应在半小时以上。开窗自然通风，是最简单、最安全、行之有效的空气消毒方法。

4. 少带孩子去空气污浊、通风条件不好、人群过于稠密的场所，比如超市、商场、室内游乐场等等。

5. 有哮喘的孩子还应注意与宠物隔离，避免接触到花粉、粉尘等过敏原，从而诱发疾病。

6. 严格按照儿童计划免疫接种程序，按时接种各种疫苗。接种疫苗是预防传染病发生的最佳手段。

7. 孩子对疾病的抵抗力弱，容易受到家庭成员和周边环境中病人的传染，因此，家庭成员有感冒或患呼吸道传染病者应及时治疗，同时要记得戴口罩，避免和孩子直接接触，减少传染给孩子的概率。

## 二、夏季保健

**（一）谨防"病从口入"**

夏季，孩子易患急性胃肠炎、腹泻、细菌性痢疾等肠道疾病。此类疾病多以细菌感染为主，气温高时，病菌繁殖快，各种食物、饮品很容易受到病菌的污染，加上孩子肠道的抵抗力弱，自我保健意识差，吃了被病菌污染的食物就易患病。

预防肠道疾病的关键是把好"病从口入"这一关。吃瓜果前要洗净、削皮，不喝生水,不吃过期、变质的食物,尽量少吃冷饮和街头小吃,放入冰箱的剩饭菜要重新热透再食用。教育孩子饭前便后要洗手。另外,受凉受热、过食冷饮、暴饮暴食都会导致孩子们的消化功能紊乱,继而招惹肠道疾病。

## (二)合理使用空调

夏季气温高,绝大多数家庭都喜欢使用空调,这样一来就使房间长期处在一个密闭环境,空气不流通,也就容易使各种呼吸道病毒留在室内,儿童由于自身的抵抗力较差,病毒、细菌也就容易乘虚而入,易患上呼吸道感染疾病。在家里使用空调时要注意以下几点:第一,温度不宜调得过低,26℃左右即可。第二,尽量不要使孩子长时间待在密闭的空调房间内,开空调时最好让一个门窗打开以保持空气流通。第三,不要让孩子待在出风口处,防止感冒。第四,每日最好保证孩子有 1 ~ 2 小时的室外运动时间。

另外,公共的空调也可导致孩子患呼吸道感染。因为公共场所人流量大,细菌繁殖迅速,空气流通不畅,如有感冒患者处在其中,容易传染给孩子。因此孩子夏季应尽量减少出入有空调的公共场所。

## (三)夏季预防皮肤病,清洁干燥最重要

夏季为多汗季节,孩子皮肤细嫩,易受病毒、细菌的侵袭,引起局部皮肤发红、发炎、生痱子。一般来说,夏季的皮肤病多由汗出过多,皮肤潮湿或没有及时清洁皮肤所致。痱子和脓疱疮是夏季最常见的皮肤病。痱子多见于孩子们的头、面、颈、前胸及臀部,发病时有瘙痒感及轻微的烧灼感,容易形成囊肿和毛囊炎。抓破后可转为脓疱疮。脓疱疮属于传染性皮肤病,重症的孩子会发生邻近的淋巴结肿大、发热等,有的还会并发败血症、风湿热及小儿急性肾炎。

预防痱子和脓疱疮的主要措施是保持皮肤清洁和干燥,勤洗澡,及时更换汗

湿的衣服。已有痱子的孩子，尽量不要让他们挠抓，也不能用凉水或肥皂水清洗、刺激，可以用温水洗浴或搽止痒剂。对患了脓疱疮的孩子，要勤洗澡、勤剪指甲，脓疱疮处涂紫药水、金霉素、新霉素等软膏，切忌滥用"氟轻松"等激素类软膏，以防皮损扩散，加重病情。

### (四)勤换尿布防尿感

泌尿系统感染是夏季儿童的常见疾病，一方面，较小的婴幼儿不能控制排尿、排便，需要使用尿布，因此尿道口常常受到粪便污染。另一方面，孩子皮肤黏膜屏障功能差，容易被病菌所侵扰，进一步破坏尿道周围的防御屏障，导致细菌侵入引起尿路感染。女孩发生泌尿系统感染的概率更大，这与女孩的生理结构有着密切的关系。女孩尿道短，尿道口与肛门距离很近，容易被感染。

婴幼儿泌尿系感染时，尿频尿急尿痛的典型症状往往不明显，孩子更多地表现为发热、拒奶、面色苍白、呕吐、腹泻、腹胀等与泌尿道看似无关的症状，很容易被家长误认为是其他疾病。夏季的泌尿系感染与尿布更换不勤快有很大的关系。家长要特别注意多帮孩子更换尿布，便后及时帮孩子清洗臀部，保持清洁。女孩清洗外阴时应从前向后擦洗。另外，尽量不要让孩子穿开裆裤，减少尿道口污染的可能。

### (五)高温天小心中暑

夏季气温高，如果孩子在室外活动时间过长，极易发生中暑。有些家长认为，中暑指的是大太阳下突然昏厥，其实中暑不一定有如此明显的神志变化。一旦发现孩子大量出汗、头昏、眼花、耳鸣、胸闷、心慌、乏力、体温略升高时，就表明已经出现中暑先兆了，如果体温持续升到了38.5℃以上，并有心跳加快、脉搏变细及尿液减少等早期循环衰竭情况，那就是进入了轻度中暑阶段，如果有高热、躁动、说胡话、抽筋、昏迷、无尿及呼吸循环衰竭，那就是重度中暑阶段了。

一旦有以上情况发生，必须马上救治。救治的要点是，首先将中暑的孩子移到凉爽处，用比孩子体温低2℃左右的水给孩子浸浴，每次浸30分钟，每日2次。体温高时可用酒精加等量水擦颈部、腋下、腹股沟和四肢。可饮用盐开水、西瓜汁、5%糖开水等，也可服用一些人丹、十滴水、藿香正气水等药物，必要时给一些退热药。预防幼儿中暑，居室要注意开窗通风，用电风扇或空调降低室温。给孩子穿宽松透气的服装，勤洗澡、勤换衣、勤喝水。户外活动时，避开强烈阳光，正午前后2小时最好不要外出，外出时需戴遮阳帽。

## 三、秋季保健

### （一）把握"秋冻"的准则

"秋冻"指的是在秋天不宜给孩子着衣过多，通过给孩子一个弱冷刺激，帮助孩子逐渐适应不断转冷的气候，更好地迎接冬天。但"秋冻"并不是指一味减少衣物，对重点部位同样要做好保暖工作。

家长要有计划地给孩子做好胸腹部和足部的防寒工作，早晚及时给孩子增添衣服。孩子睡着时，不要给孩子吹对流风，洗头洗澡后要及时擦干，以防孩子着凉诱发上呼吸道感染。对晚上睡觉容易出汗、体弱的孩子要更好地观察照顾，根据孩子的体质合理增减衣被。

### （二）平衡膳食，养阴防燥

秋季是孩子食欲较旺盛的季节，此时食物来源非常丰富，是调节孩子营养状况的关键时期。不论吃什么，保持膳食结构的平衡是至关重要的。孩子每日的饮食都应做到主副、荤素、粗细的合理搭配，保证有各种营养素的摄入。家长还可以给孩子吃些清热解毒、助消化的食物，如梨、木耳、胡萝卜等，并多喝果汁、菜汤等，增加维生素的摄入。在保证合理饮食的情况下，一般没有必要给孩子另外吃补药和额外的营养品，过多服用反而会使孩子胃口呆滞，造成消化不良，发生腹泻、腹胀等症状，妨碍其生长发育。

在保证孩子营养补充、膳食平衡的基础上，补充养阴生津的食物来抵御"秋燥"是十分重要的。秋季气候干燥，孩子容易咳嗽少痰，咽干鼻燥，口唇干裂。故秋天应鼓励孩子多饮水，多喝牛奶、豆浆，给孩子吃一些生津解燥润肺的新鲜蔬果，如萝卜、百合、木瓜、橘子、香蕉、雪梨、猕猴桃等，可饮适量蜂蜜水。

### （三）做好"手"卫生，小心"病从口入"

孩子的手是引起细菌、病毒感染的重要媒介，保持手卫生可以减少许多疾病的发生。如引起感冒的鼻病毒，它能在毛巾上存活1小时，在人手上能存活70小时，在桌面、地面等硬质表面物体上能存活72小时。如果孩子的手在公共场所沾上这种病毒，再不自觉地用手擦自己的眼睛鼻子，就有可能引起上呼吸道感染。因此，平时要教育孩子勤剪指甲，认真彻底地洗手，不要用手擦眼睛和抠鼻孔，不要随意将手放入口。

秋季也是腹泻的高发季节，多由"轮状病毒"引起，如果勤洗手，能大大减少该病毒的传播概率。

### （四）加强体格锻炼，提高抗病能力

秋高气爽，正是孩子户外活动的黄金时节，通过锻炼既可以提高呼吸器官的功能，又可使孩子对寒冷刺激的适应能力得到改善，不至于气候骤变而着凉感冒。但活动时运动量不要太大，不要让孩子吸入大量的冷空气，以背部微出汗为宜。活动后要及时为孩子擦汗，适当加减衣服。

## 四、冬季保健

### (一) 树立正确穿衣观念

有些家长认为，在冬日应该让孩子穿很多衣服，包得严严实实，这样才不会着凉。这种做法是不正确的。冬季的保暖应做到以下几点：第一，衣服要选择合适的。贴身的衣服一定要柔软、舒适，最好选择全棉的材料，因为棉质内衣具有较好的吸汗性和透气性。内衣外可以穿高领的毛衣，避免颈部吹风引起呼吸道疾病，但不要穿很多件，以免限制活动。外套可以选择羽绒材质，气温偏高时可以选择中空的棉袄。第二，衣服要松紧适宜。家长买衣服时不能为了给孩子多穿几年而选择太过宽松的衣服，这样会影响保暖。孩子较为好动，衣着也不能太紧，太紧会限制孩子活动。最适宜的大小是孩子可以自由活动，衣服看起来也并不是太宽松。第三，衣服厚度要适当。冬天孩子的衣服并不是越多越好，孩子好动，体质也比成人更为怕热，过多的衣物会使孩子"捂汗"，反而容易着凉。孩子一般只要依循"比大人多一件"的方法穿着就可以了。家长还要根据具体情况随时给孩子增减衣物。一般遵循以下原则：白天少穿，晚上多穿；活动前脱衣，活动后穿衣；进室内脱衣，到室外加衣。

### (二) 注意身体其他部位的保暖

孩子冬天出门时一定要戴帽子，并尽量把耳部遮住，这样既可以减少全身热量的散发，还可以减少孩子耳部生冻疮的概率。帽子要尽量选择布制的，以柔软、松紧适宜为要。孩子冬季外出应戴上手套，不仅是为了保暖，更重要的是保持周身的血液循环。冬季防寒不要忽略双足。寒从脚底起。由于足部离心脏较远，供血相对要少，而孩子皮下脂肪少，保暖功能相对要差，再加上孩子神经系统发育还不十分健全，因此足部御寒能力较差，容易受寒着凉。对此，首先要根据不同情况选择保暖性鞋袜。由于球鞋、胶鞋保暖性差，散热快，容易冻脚，故不宜多穿。鞋袜的尺寸要大一些，脚与鞋之间应稍有空隙，以利空气隔热，增加保暖性。最好坚持每天晚上睡觉前用温水给孩子洗脚并浸泡 3 ~ 5 分钟。夜间盖好被子，注意不让孩子的双脚露在被子外面。

**（三）多补汤水，兼顾脾胃**

冬季空气中的湿度较小，孩子经常感到全身燥热，口唇、皮肤干裂。在这样干燥的季节，为孩子多准备一些汤汤水水的食物，可以防"燥"。冬天气候寒冷，孩子需要吃一些含有较多热量的食物御寒。豆类、肉类、米面类都是较好的选择，这类食物含有较多的蛋白质和脂肪，能提供大量的热量。多吃蔬菜能保护孩子的呼吸道及胃肠道黏膜免受病毒或细菌侵袭，因此冬天孩子也要多吃蔬菜。冬天的蔬菜品种较少，菌类、根茎类的食物是较好的选择，如土豆、萝卜、木耳等。家长可以用汤、羹的方式烹饪这些食物，既给孩子补充营养，又给了孩子足够的水分。

中医认为，小儿脾胃稚嫩，脾常不足，一般都会因为夏天的暑湿或过食生冷食物而受到不同程度的损伤，出现食欲减退、面黄肌瘦、腹泻、便溏等症状。对于这种儿童，在秋冬季节应进行脾胃调养。甘味食物具有补益脾胃的功效，家长可以多给孩子吃山药、扁豆、莲子、红枣、米面、甘蓝、红薯、菌菇等，必要时可在医生指导下服用参苓白术散等中成药来调理脾胃。其次就是要注意食物的保温并使食物种类多样。在烹调食物时少用煎、烤、炸等烹调手法，尽量做到清淡少油腻。此外，还应帮助孩子合理掌握进餐量，使其始终保持旺盛的食欲，防止暴食损伤脾胃。

**（四）多进行户外活动**

冬季气候寒冷，家长多选择让孩子呆在有空调的室内。其实冬天紫外线较弱，是孩子享受日光浴的好时机。阳光对于孩子的生长发育来说，是很好的天然"补品"，多带去户外活动吧。另外，室外体育运动可以促进孩子肺功能的发育，增加肺活量，增强呼吸道的防御能力。

专家推荐的锻炼方案是：每周锻炼 5 日，每日 1 小时，项目以跑步为主，速度不宜过快，并辅以球类、跳绳等孩子喜欢的项目。

### （五）冬季护肤很重要

孩子的皮肤含水量很高，又十分细腻，非常容易受到伤害。如果防护不当，很容易造成皮肤干燥、发红，出现"皲"的现象。暴露在外的皮肤是重点的防护对象，如面部、手部等。家长可以适当给孩子涂一些护肤品，护肤品要选择孩子专用的，以免含有激素等不适宜孩子使用的化学物质。护肤品要起到滋润、适度锁水的功效，最好含有一定的油性成分，这样能协助皮肤建立屏障，缓解皮肤干燥的情况，并有助于阻碍细菌的入侵。

# 第六节 小儿"冬病夏治"和"冬病冬治"

## 一、"冬病夏治"

"冬病夏治"是我国传统医学中的特色疗法。冬为阴，夏为阳，"冬病"多为虚寒性疾病，因小儿体内阳气不足，外感寒邪而发病。而夏季是一年中自然界和人体阳气最盛之时，在此时运用温补阳气、散寒驱邪的方法治疗阳气不足的疾病能起到事半功倍的效果。中医经典著作《素问》中指出"春夏养阳"、"长夏胜冬"，"冬病夏治"即是在此理论指导下应运而生的中医养生治病方法。

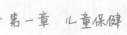

（一）"冬病夏治"的方法

"冬病夏治"中最常用的治疗方法为中药穴位敷贴。穴位敷贴是一种外治疗法，一般选择在"三伏天"进行，即每年的 7～8 月（农历小暑和处暑之间）。用药：黄芩、白芥子、细辛、甘遂等，敷贴时将中药研成细粉，用姜汁或米醋调成泥状，根据孩子的体质和病情将药泥敷贴于相应的穴位上，起到疏通经络、运行气血、调理脏腑、激发阳气的作用。临床上常用穴位为肺俞、大椎、定喘、天突、膻中等，并根据小儿的具体情况辨证搭配足三里、神阙、涌泉等穴位。

目前小儿敷贴有两种方式，一种是在穴位上敷贴药物加用中药离子导入仪导入药物有效成分，又称大敷贴，这种方法每次治疗的时间短，一般 20 分钟，但必须在医院里进行。另一种是传统敷贴，也称小敷贴，指的是在穴位上敷贴药物并用胶布固定的方法。小敷贴的治疗时间较长，一般为 2～6 小时不等，但操作方便，可以自行在家治疗。敷贴治疗每周 2 次，3 周为 1 个疗程。病史较长或病情较为顽固者可增加敷贴次数，冬病夏治最好持续 3～5 年。敷贴疗法具有简、便、验、廉，操作安全等特点，已广泛为孩子及家长所接受。现代研究表明，药物有效成分能经皮肤吸收，进入人体血液循环而发挥明显的药理效应，达到调节免疫功能、增强体质的作用。

（二）"冬病夏治"的适应证

小儿肺气虚弱，抵抗力低下，寒冷季节气温骤变，气压改变，呼吸道更容易发生细菌或病毒感染，也容易引起过敏性疾病的发作。因此呼吸系统疾病是目前"冬病夏治"疗法最常见的适应证，包括小儿反复呼吸道感染、哮喘、过敏性鼻炎等。

## 二、"冬病冬治"

与"冬病夏治"相似，"冬病冬治"是依据中医"天人相应"的理论，顺应四时特性的一种内病外治的疗法，也是中医学的一种特殊治疗方法。"冬病夏治"属"补阳"，"冬病冬治"是"阴中求阳"。

（一）"冬病冬治"的方法

在农历"三九"期间，即每年冬至后的 1 个月内，选用具有辛散温通的药物，在特定穴位进行敷贴，通过药物对穴位的温热刺激，达到温煦肺经阳气，驱散内伏寒邪功效的疗法，称为"冬病冬治"。

"冬病冬治"与"冬病夏治"相辅相成，相关研究表明，同年间"冬病冬治"与"冬病夏治"结合的方法可以使治疗具有延续性，使孩子体内的血药浓度保持在一定水平，达到更好的治疗效果。"冬病冬治"的治疗方法和适应证与"冬病夏治"类似，主要的区别在于治疗的时间。

**温馨小贴士：**

孩子在进行"冬病夏治"或"冬病冬治"时，需要注意些什么？

（1）"冬病夏治"和"冬病冬治"都包含了中医丰富的理论基础和实践经验，建议家长在正规医院中医医生的指导下治疗，敷贴穴位的选择、敷贴的时间长短都遵医嘱严格执行。

（2）敷贴方法的选择可以根据孩子的具体情况而定，一般年幼（小于3岁）、好动的孩子选择小敷贴，年长、安静的孩子选择大敷贴。因时间、距离等因素所限，前往医院不方便的孩子选择小敷贴，前往医院方便的孩子选择大敷贴。

（3）敷贴期间，如果遇有哮喘急性发作、发热、腹泻等疾病，请及时与医生联系，暂停敷贴。

（4）对敷贴药物极度敏感者、瘢痕体质者、2岁以下孩子，不适合敷贴。

（5）药物穴位敷贴后如有局部皮肤出现瘙痒、发热、皮肤发红为正常现象，不要用手搔抓。若皮肤出现水疱，可涂金霉素眼膏以防感染，敷贴2小时内孩子禁用冷水洗澡，不暴晒。

（6）慎食寒凉肥甘滋腻之品，夏季少吃冷饮、冰水等寒凉之品，否则易损伤脾阳，甚至损及一身阳气，影响治疗效果。冬季则不宜过多进食羊肉、火锅等食物，以免滋腻碍胃，影响消化，导致阳气不运，变生它病。

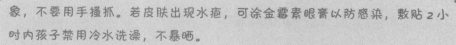

# 第七节 小儿膏方调养

膏方俗称"膏滋药"，是最古老的中药剂型之一。膏方是指将中药加水蒸煮后滤渣，再熬成稠黏的糊状物。"膏"含有滋润的意思，传统医家多将膏方作为一种补剂，发挥其滋补强身、抗衰延年的作用。如今许多医家提出膏方并非单纯的补剂，也可作为一般的纠偏治病之药。

## 一、小儿膏方特点及适应人群

小儿膏方是综合孩子既往病史和身体现状，并结合小儿体质特点所拟订的处方，以清补调理为主，需要具有丰富临床经验的中医师结合小儿情况全面辨证处方。方中多加入一些治病之药，既可祛除孩子体内的痰瘀食积，又可纠正其体质中的阴阳偏盛，起到扶正祛邪、调养的目的。儿童膏方用药以"平"为贵，以平补为主，常加入健脾药物，帮助孩子吸收。且小儿膏方中加入了蜜、糖等，口味较好。这样的"小儿膏方"与"儿童补品"有着本质的区别。

如果孩子患有以下疾病，可考虑选择膏方调理，如：反复感冒、咳嗽、肺炎、有哮喘、过敏性鼻炎、过敏性紫癜等过敏性疾病、厌食、慢性腹泻、奶痨、营养不良，心肌炎、肾病、遗尿、贫血、佝偻病、生长发育迟缓等。对于体弱的孩子，膏方可以分清虚实寒热的不同，进行补肺健脾益肾的针对性调理。

中医学认为，人的生命活动和自然气候环境息息相关。自然界气候环境的运动变化，时时刻刻对人体产生影响。"秋收冬藏"，秋冬季节是人体吸收贮藏营养的重要时机，是一年中进补的最好季节。因此，在冬季服用膏方，人体能更好地吸收和贮藏膏方中的有效成分，发挥最好的药效。

## 二、小儿膏方的服用方法

小儿膏方一般在冬至前 1 周开始服用，共服用 50 日左右，通常连续服用 3 年效果较佳。孩子服用膏方的第 1 周，建议每天早晨空腹给孩子服用 1 次，每次 1 勺约 20 克，用少量开水冲调，让孩子对膏方有个适应过程。一周后可增加为每日服用 2 次，一般在早晨空腹和临睡前服用，也可在晚饭前服用。

服用膏方一般忌辛辣、羊肉、甜腻、油腻油炸类食品，以免妨碍脾胃消化功能，也不宜饮浓茶和咖啡。熟萝卜有消食化痰的功效，一般不必忌，但有些哮喘孩子，医生可能会在膏方中加入人参、蛤蚧等，此类膏方需忌食萝卜。

注意服用膏方不能同时喝牛奶和豆浆。因其中含钙、磷、铁，易和滋补药中有机物质发生化学反应而生成难溶解的化合物，影响吸收。

反复呼吸道感染的孩子要注意保暖，防感冒。有哮喘的孩子，要避免剧烈活动和接触刺激性气体，以免哮喘发作。咳嗽痰多的孩子要忌碳酸饮料和冰冷食品。消化不良的孩子要忌零食。

如遇发热、呕吐腹泻、急性咳嗽、哮喘发病时暂时停服膏方，需治疗后再服用。有的孩子服用膏方后可能出现鼻腔出血等，可以采用减半用量、延长服用时间等办法解决上述症状。

膏药应该放在阴暗处或冰箱内，以防变质。

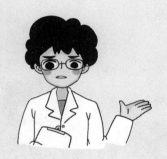

# 第二章

## 新生儿疾病

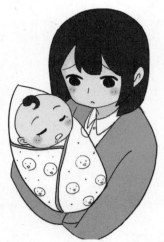

急诊关键词：皮肤发黄　新生儿黄疸
急诊小病人：新生儿天天（一周，男孩）

宝宝皮肤发黄，一周未退，家长十分担心。

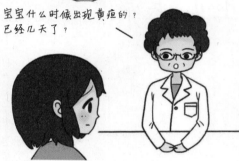

宝宝什么时候出现黄疸的？
已经几天了？

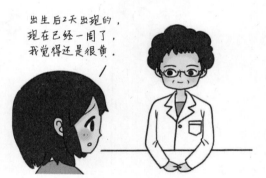

出生后2天出现的，
现在已经一周了，
我觉得还是很黄。

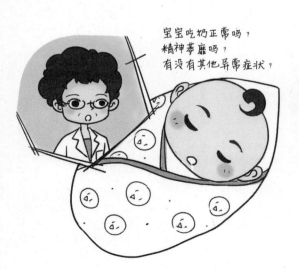

宝宝吃奶正常吗？
精神萎靡吗？
有没有其他异常症状？

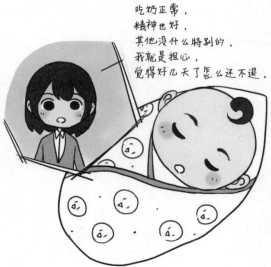

吃奶正常，
精神也好，
其他没什么特别的。
我就是担心，
觉得好几天了怎么还不退。

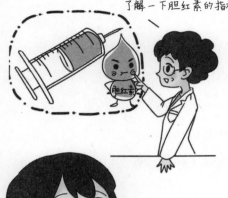

我们查个血，
了解一下胆红素的指标。

验血等待中…

好的。

哦，这个指标不算高，
我们一般超过12 mg/dl才需要治疗，
新生儿黄疸一般需要10～14天消退，
不用担心，你们注意观察小孩的精神状态、
吃奶情况，如果黄色继续加重，
或是有其它症状出现再及时来就诊。

谢谢医生。

医生，报告出来了，
胆红素是10 mg/dl。

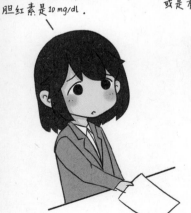

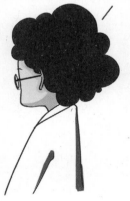

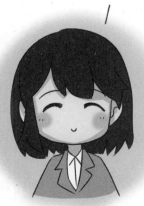

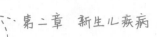

# 第一节 认识新生儿

新生儿指孩子自脐带结扎起至出生后满 28 日这段时间。由于分娩时受产道的挤压,新生儿的头部可能会变形,脸部、眼睛看上去都会有些肿,两颊可能不对称,鼻梁也比较扁,在鼻尖还会出现黄白色的粟粒疹;头发长短也各有差异;由于头骨未完全闭合,可以在头部明显看出脉搏跳动的前囟门和后囟门;新生儿的皮肤非常薄,颜色发红,皱褶很多,有的皮肤上还会沾有灰白色的胎脂或覆盖一层软软的绒毛。

中医认为脏腑娇嫩、形气未充的生理特点在新生儿时期表现得最为突出。《颅囟经·脉法》说:"凡孩子 3 岁以下,呼为纯阳,元气未散。"这里"纯"指小儿先天所禀之元阴元阳未曾耗散,"阳"指小儿的生命活力,如旭日之初生,草木之方萌,蒸蒸日上,欣欣向荣的生理现象。

小儿时期,无论在物质基础还是生理功能方面,都是幼稚娇嫩和未曾完善的,随着年龄逐步增长,才不断地趋向于健全和成熟。所以,从孩子出生开始,家长就要仔细呵护养育。

# 第二节 胎毒

在医学上并没有"胎毒"这种说法。所谓胎毒,是产后急性过敏重症的俗称。"清胎毒"在南方比较流行。

**症状**

表现为各种皮肤变态反应，如疮疖、疥癣、痘疹等。

**病因**

老一辈人认为南方的气候和水质属于热性，很湿热。若母亲体质为内热体质，新生宝宝就易产生胎毒。

**预防**

孕妇在分娩前后可进行"清胎毒"的治疗。

**中医来支招**

自古以来，我国有给新生儿祛除胎毒的传统方法，给新生儿服用少量具有清热解毒作用的药液，可以减少发病。常用的方法有：

（1）银花甘草法：银花6克、甘草2克。煎汤。可用此药液拭口，并以少量给新生儿吸吮。

（2）西黄（黄连）法：西黄（黄连）1克，用水浸泡蒸20分钟。滴汁入新生儿口中。黄连性寒，胎禀气弱者勿用。

（3）大黄法：生大黄3克。沸水适量浸泡或略煮。取汁滴入新生儿口中。胎粪通下后停服。脾虚气弱者勿用。

（4）豆豉法：淡豆豉10克。浓煎取汁。频频饮服。

**专家点评**

（1）胎毒是民间的传统说法，从中医上讲，即为内热，主要表现为新生儿的疖疮、湿疹等，诱发的原因可能与母亲的内热体质有关。

（2）传统的中药祛除胎毒的方法不可盲目套用，大黄、黄连这些药物性质苦寒，会伤及新生儿的肠胃，轻则呕吐，重则腹痛腹泻，所以建议家长在一般情况下不要用中药去胎毒。如果孕母体热火大，可以吃点清热解毒的中药，这样出生的孩子再吃妈妈的奶也可减少胎毒的发生。

# 第三节　黄疸

医学上把未满月（出生 28 日内）新生儿的黄疸，称为新生儿黄疸，新生儿黄疸有生理性和病理性之分。不是每个孩子出生后都会出现黄疸的，有 50% ~ 60% 的足月新生儿会出现生理性黄疸，大约 80% 以上的早产儿会出现新生儿黄疸。

**症状**

生理性黄疸在出生后 2 ~ 3 日出现，4 ~ 6 日达到高峰，7 ~ 10 日消退，轻者呈浅黄色，重者颜色较深，但皮肤红润、黄里透红。早产儿持续时间较长，除有轻微食欲不振外，无其他临床症状，父母不必过分忧虑。

**病因**

新生儿时期，由于胆红素代谢异常，引起血中胆红素水平升高，而出现皮肤、黏膜及巩膜黄染。

**家庭护理**

照顾黄疸孩子注意给其补充水分，房间的光线不要太暗，以便观察孩子皮肤颜色变化，并注意观察孩子精神状态。若生后 24 小时即出现黄疸，2 ~ 3 周仍不退，甚至继续加深加重或消退后重复出现或出生后 1 周至数周内才开始出现黄疸，均为病理性黄疸，应及时带孩子去医院诊治。

董廷瑶老先生认为，新生儿黄疸由于孕母感受湿邪，郁而化热，湿热熏蒸，传入胎儿，新生儿如果是母乳喂养者，可以让妈妈口服一些清热解毒的中药以解除其体内湿邪。

**中医来支招**

（1）中成药剂：茵栀黄口服液，每日 10 毫升，分 3 次口服。

（2）外治疗法：黄柏 30 克。煎水去渣，水温适宜时，让新生儿浸浴，反复擦洗 10 分钟。每日 1 ~ 2 次。

**专家点评**

（1）孩子出生后要密切观察其皮肤颜色的变化，及时了解黄疸的出现时间及消退时间。

（2）如果孩子是生理性黄疸，家长不用担心，黄疸很容易褪掉；但如果是病理性黄疸，家长要尽早带孩子去医院，不要耽误治疗时间。

# 第四节　脐部疾病

脐部疾病发生在新生儿期，一般预后良好。但是，脐疮处置不当亦可酿成败血症等重症。若脐血与全身血液疾病有关，则病情较重。脐突患儿大多数预后良好，可治愈。新生儿脐部疾病主要有脐炎、脐疝、脐肉芽肿。

## 一、脐炎

新生儿出生时断脐消毒不严或生后脐部护理不当，脐残端细菌污染引起的脐部感染。

### 1. 症状

表现为脐部局部发红、肿胀，渗出液增多，有黏性或脓性分泌物，常有臭味。进一步发展可致腹壁蜂窝组织炎、脐周围脓肿。感染也可沿脐静脉侵入血流，导致门静脉炎、门静脉栓塞或败血症，亦可向邻近腹膜扩散而引起腹膜炎。

### 2. 治疗

脐炎初起时，局部用 0.1% 呋喃西林或核糖霉素溶液湿敷，或消毒后用 1%

龙胆紫涂擦，酌情应用抗生素。如已形成脓肿，需切开引流。如脐带脱落后局部有少量渗液，用酒精消毒数次后即可干燥自愈，不能称为脐炎。

## 二、脐疝

由于腹壁肌肉和腱膜于脐部遗留的先天性缺陷，腹膜从脐环薄弱处（脐血管穿入部位）向外突出疝到皮下，外面仅有皮肤覆盖。女孩多于男孩。

**1. 症状**

脐部可见一圆形肿块，直径 1 ～ 3 厘米或更大，哭闹或用力时增大，安静平卧时消失。

**2. 治疗**

用手轻压疝内容可复位。疝环小于 2 厘米者多能自愈，或用胶布粘贴法治愈。疝环大于 2 厘米，2 ～ 3 岁以后仍不闭者，宜手术修补。

## 三、脐肉芽肿

断脐后脐孔创面受异物刺激（如爽身粉、血痂）或感染，在局部形成小的肉芽组织增生。该疾病多见于新生儿出生 2 周后。

**1. 症状**

脐部稍肿胀，中央有一直径 0.2 ～ 0.5 厘米肉芽组织增生，呈鲜红色球形，表面没有黏膜被覆，经常有脓和血性分泌物，沾污衣裤，经久不愈。并可刺激周围皮肤，出现湿疹样改变，甚至引起糜烂。

**2. 治疗**

用酒精一日数次清洁肉芽组织表面，预后良好。顽固肉芽组织增生者，呈灰红色，表面有脓血性分泌物，可用硝酸银棒烧灼或搔刮局部。

## 四、新生儿脐部护理

在新生儿出生脐带脱落前后，护理人员通常会用 95% 酒精加以消毒，95% 酒精又称脱水酒精，可以加速脐带的干燥，以避免细菌感染。新生儿脐部周围的皮肤略微泛红，脐周有少量渗液是正常的。在正常的照顾下，脐带在孩子出生 7 ~ 10 日后，就会自然干燥脱落。通常不会超过 14 日，大部分的脐带都很干脆地脱落下来，肚脐也很快干了。刚脱落的肚脐处，可能渗出一些血水，家长们不需要太紧张，它会像一般的伤口一样渐行愈合。家长只要仔细护理就行。

每次给孩子洗完澡后，记得肚脐部位的水分要以棉花棒擦拭干净，保持肚脐干净。以棉棒蘸 95% 的酒精或碘酒于肚脐处擦拭，由脐带根部或凹处开始，然后向外擦至皮肤止，并于每次换尿布时，检查脐部是否干燥，若脐部仍为潮湿，可重复以上动作，以 95% 的酒精再次擦拭。干燥后的脐带就容易脱落，也不易滋生细菌。

为保证脐带和脐窝的清洁干燥，将尿布前面的上端翻到脐部以下，以减少对脐带残端的摩擦和污染。

保持内衣和尿布的清洁、干燥、柔软，如有污染，及时更换。

换药时要注意局部的消毒，若有干痂形成，切不可强剥，以免发生出血和伤及肉芽，造成感染。

**专家点评**

保持脐部干燥是首要准则，如果家长发现孩子脐部潮湿，渗出增多，有异味，应及时就诊，不要拖延造成感染。

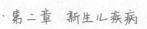

# 第五节 打嗝

孩子以腹式呼吸为主，胸腔和腹腔之间的膈肌是孩子呼吸肌的一部分。当膈肌收缩时，胸腔扩大，引起吸气动作；膈肌松弛时，胸腔容量减少，引起呼气动作。当孩子吃奶过快或吸入冷空气时，都会使植物神经受到刺激，从而使膈肌发生突然收缩，引起迅速吸气并发出"嗝"的一声，当有节律地发出此种声音时，就是所谓的新生儿打嗝了。

**症状**

孩子有节律地发出"嗝"声。

**病因**

孩子吃奶过快或吸入冷空气时，使植物神经受到刺激，从而使膈肌发生突然收缩，引起打嗝。

**预防**

（1）妈妈要注意喂养方法，应避免在孩子啼哭、气郁时喂奶。

（2）应避免孩子进食过快。母乳喂养时，如果母乳很充足，哺乳时应按压乳头，以避免乳汁流出过急；人工喂养时，选用的奶嘴孔不能过大，喂奶时，要将奶液先满住奶嘴，以免孩子吸入空气。

（3）要注意食物的温度，不宜过凉。

（4）要注意护理孩子的方法，勿使孩子吸入冷气。

**治疗及家庭护理**

当孩子打嗝时，家长不要着急。可以试试下面的方法：

（1）将孩子抱起，轻拍其背，喂点热水，并在孩子胸腹部盖上暖和的衣被。

（2）可以用玩具逗逗孩子，或放一点轻柔的音乐，以转移其注意力。

（3）刺激孩子足底，使其啼哭，可终止膈肌的突然收缩。一般孩子发出哭声，打嗝即会自然消失。

（4）用指尖在孩子的唇边或耳边轻轻地挠痒，唇边及耳边的神经比较敏感，挠痒可以使其放松，打嗝也就消失了。

**中医来支招**

**1. 掐中指肚顶端**

孩子打嗝时，可以用你两只手的大拇指甲盖去掐孩子两只手的中指肚顶端，稍加压力使其有痛感，一般在 5 ~ 10 秒内便可消除症状了。

**2. 压合谷穴（图2-1）。**

如孩子打嗝不止，可用手指压一压其合谷穴位，即可止住打嗝。

**3. 掐内关穴（图2-2）。**

用指甲掐孩子的内关穴（手腕内侧 2 寸，即第一横纹下 1 横指的距离），也能消除打嗝。

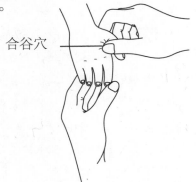

合谷穴

图2-1 压合谷穴

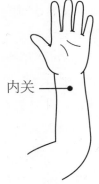

内关

图2-2 内关穴

**专家点评**

（1）打嗝是每个孩子成长中都会出现的生理现象，是小儿的特殊生理特点决定的，大部分是因过度喂养或吸入空气等原因造成的，因此家长的喂养和护理尤为重要。

（2）新生儿打嗝没有大人那么难受，利用一些小技巧或是物理方法可以及时预防或终止其打嗝。

# 第六节　吐奶

新生儿的胃比较特殊，吃到胃里的食物比较容易回流，经常会发生吐奶或溢奶的情况，一般等孩子长到 6～8 个月之后，这种情况会自然消失。孩子吐奶或溢奶大多数都是正常的，只要体重增长正常，精神良好，家长就不必太过担忧。

## 病因

人的胃有两个开口，一个是贲门，与食管连接，另一个是幽门，与肠道连接。新生儿的贲门较松弛，而幽门关闭较紧，同时新生儿的胃是水平状的，所以容易发生吐奶或溢奶。

**温馨小贴士：**

**如何区别孩子是吐奶还是溢奶？**

吐奶和溢奶的含意不同，原因和处理方法也不一样。吐奶的量比较多，可发生在喂奶后不久或半小时以后，吐奶前孩子有张口伸脖、痛苦难受的表情。溢奶则量少，多发生在刚吃完奶时，一般吐出一两口即止。孩子溢奶是一种生理性反应，家长无须紧张，只要每次哺乳后，将孩子竖直抱起，拍几个嗝出来，将其胃里空气排出，溢奶就会减少。如果拍完嗝孩子还会溢奶，就让他俯卧一会儿。注意：孩子俯卧时，家长一定要守在孩子身边，以免其窒息。

## 预防

（1）适量喂食，切勿过多。可少量多餐，以减少孩子胃部所承受的压力。

（2）每次喂奶中及喂奶后，让孩子竖直趴在大人肩上，轻拍孩子背部，这个动作可将吞入胃中的空气排出，以减少胃的压力。

（3）喂奶时不要太急、太快，中间应暂停片刻，以便孩子呼吸更顺畅。

（4）奶嘴开孔大小要适宜，太大则容易被奶水淹住咽喉，阻碍呼吸气管的通路。

（5）在喂食后，不要让孩子马上平躺，先让其上半身挺直坐一会儿，并轻拍其背部。在躺下时，也应将孩子上半身垫高一些，最好是右侧卧，这样胃中的食物不易流出。

（6）在喂食之后，不要让孩子情绪激动，也不要随意摇动或晃动孩子。

## 中医来支招

### 1. 外治法

全国名老中医董廷瑶教授能运用一种外治手法来治疗吐乳症，称为"董氏指压法"。具体的操作方法为：患儿施术前 1.5 小时禁食，操作前，施术者剪净指甲、洗净双手，左手将压舌板伸入患儿口中，右手食指指头掌面蘸以少量冰硼散，然后轻弯成弓状快速伸入患儿舌根部，按压在"火丁"上，按压指力需视患儿年龄适度按压，加压结束后瞬间即撤去，如此完成一次手法。按压结束后患儿不可马上进食，需要间隔 1 小时后才可进食。每周 1 次，此手法也可以隔天操作一次，3 次为 1 个疗程，多数患儿 1 个疗程均可痊愈。

### 2. 推拿疗法

日常生活中，可以运用中医推拿刺激孩子的穴位来预防和缓解吐奶。

（1）按揉足三里（图 2-3）

位置：外膝眼下 3 寸，胫骨外侧约 1 横指处。

手法：用拇指指尖按揉足三里穴各 100 次。

（2）推膻中（图 2-4）

位置：膻中位于两乳头连线中点。

手法：用拇指螺纹面自小儿膻中穴向下推至脐部 100 次。

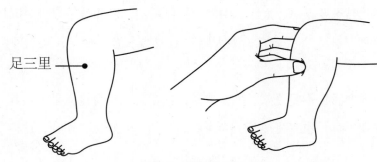

图2-3 按揉足三里

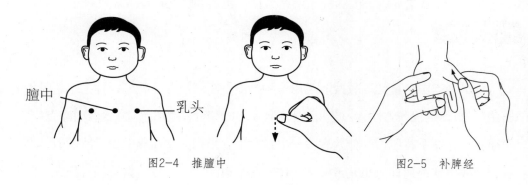

图2-4 推膻中 图2-5 补脾经

（3）补脾经（图2-5）

位置：脾经位于拇指末节螺纹面。

手法：用拇指螺纹面在小儿两手脾土穴部位轻柔地由指端向指根方向轻推各100次。

（4）揉内关（参见 p.57 图2-2）

位置：内关位于前臂掌侧，腕横纹上2寸。

手法：用指尖按揉小儿双手内关穴各100次。

专家点评

（1）董廷瑶老先生认为，婴儿咽喉部有一个部位称为"火丁"（现代医学解剖位置为会厌软骨），其受到浊邪熏蒸就会凸起。患有吐乳症的孩子"火丁"会比一般孩子更为高突，用手指按压这一部位，就可以起到治疗效果。

（2）董氏手法按压治疗疗效神速，一般手法治疗 1 ~ 3 次即可见效。

（3）孩子反复呕吐时，家长要注意及时为其清除呕吐物，避免新生儿窒息。新生儿频繁呕吐有时是疾病的预兆，要及时就诊治疗。

# 第七节　新生儿口腔疾病

新生儿如果出现哭吵不安、不能吮乳，或吮乳时孩子紧咬乳头不放，都有可能存在口腔疾病，如果家长不仔细观察，往往会忽视。有些家长虽然注意到了孩子口腔的异常情况，但只是随意用些药物或者不用药，没有带孩子前往医院进行针对性治疗。

新生儿常见的口腔疾病有板牙、马牙、鹅口疮等，不同的疾病要使用不同的治疗方法。板牙是指婴儿上下牙床颜色白，质地坚硬如脆骨；马牙是指孩子上下牙床可以看到如粟米状的白色小点；鹅口疮指的是小儿满口乳白色斑块。

以上三种疾病治疗方法大体相同，一般根据孩子情况辨证论治。中医理论认为，口腔内的疾患多属心脾积热和阴虚火旺。心脾积热的孩子疼痛明显，哭闹不安，口唇及舌尖红；阴虚火旺的孩子病程长，疼痛略轻，舌苔较少。孩子可以服用中药调理（见第四章）。

董老治疗板牙时用银针消毒后在板牙局部点刺出血；治疗马牙则需用针挑出白色乳状物，用棉球擦去血迹后涂上冰硼散；治疗鹅口疮可用纱布蘸绿茶轻擦口腔和舌面，然后敷上冰硼散。

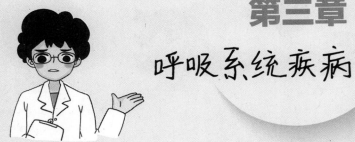

# 第三章

## 呼吸系统疾病

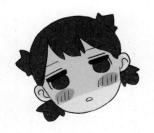

急诊关键词：发热1小时

急诊小患儿：蹈蹈（2岁，女孩）

孩子发热咳嗽，体温最高39.5℃，急死了。

医生：孩子发热到现在有多长时间了？在家用过什么药？

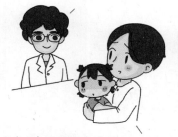

孩子精神还可以吗？

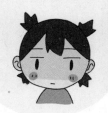

从昨天中午睡醒后到现在，已经1天了，给孩子吃过美林，热度退下去了，但是过几小时又发热，热度越来越高，还有一点儿咳嗽和鼻塞流鼻涕。

发热的时候精神稍差一点儿，但是热度退了又开始到处活蹦乱跳，一点儿都看不出生病。

到急，先去查个血常规。

30分钟后

医生，医生，报告出来了，你快看看。

根据血常规结果，血白细胞和c反应蛋白正常，结合你孩子的症状，考虑是病毒性感冒。

那是不是很严重啊，要不要挂盐水呀？

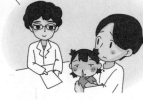

病毒性感冒的特点就是高热，一般要3~5天。回去好好护理，注意孩子的精神情况，多喝水，发热时给孩子吃退热药和温水擦浴，一般不需要挂水治疗，如果能配合中药治疗，可以缩短些病程。一旦病情有变化，精神倦怠不想玩了，或者剧烈呕吐，或出皮疹时，要马上来医院急诊了。
同时注意家里适当开窗通风，尽量减少去公共场所，不要跟生病的孩子一起玩。

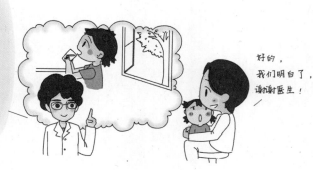

好的，我们明白了，谢谢医生！

## 第一节　感冒

感冒是孩子最常见的一种疾病，主要侵犯鼻、鼻咽和咽部，简称"上感"，也是老百姓常说的"感冒"。

**症状**

感冒大多表现为鼻塞流涕、打喷嚏、咳嗽、咽痛等。还可出现呕吐、腹泻、腹痛等症状。有的孩子感冒伴有高热，体温可高达39℃～40℃，个别孩子还会因高热（体温超过38.5℃）而引起惊厥，即孩子表现为短时眼球不转动，手脚抽搐，呼喊没有反应。

中医根据孩子的不同表现，将感冒分为四型：

（1）风寒型：孩子怕冷，没有汗，鼻塞流清涕，头身疼痛明显，发热，咳嗽，咳白痰，不想喝水，舌苔薄白。

（2）风热型：孩子发热时体温很高，怕风，头胀痛，身上少量出汗，咽痛明显，咳嗽痰黄难咳出，鼻塞，流黄脓涕，喜欢喝水，舌尖红，舌苔薄白微黄。

（3）时邪型：极少数孩子属于这一类，起病速度快，全身症状重，体温高，全身酸痛明显，心烦，还可伴有腹痛，恶心呕吐。

（4）虚人型：平时免疫力低下，反复感冒，容易出汗，稍运动就觉得很累。

**病因**

小儿感冒可以由细菌引起，也可由病毒引起。很多情况下引起感冒的"真凶"是病毒，并非寒冷的天气。

**温馨小贴士：**

为什么天气冷了，孩子容易感冒？

美国耶鲁大学的一项研究指出，鼻腔里的低温条件更利于普通感冒病毒的复制，低温还可降低孩子的免疫力。而冬季开窗通风又较其他季节少，容易让病毒扩散。因此，孩子在天气冷的时候更容易感冒。

老话常言道：天气冷了要注意保暖，甚至要武装到鼻子，这样才能减少感冒。因此寒冷虽不是感冒的"元凶"，但注意保暖确实在一定程度上能降低感冒发生的概率。

预防

要想让孩子远离感冒，预防是关键。爸爸妈妈不妨这样做——

（1）让孩子养成勤洗手的卫生习惯。

（2）坚持让孩子每日早晨用冷水洗脸，按摩其鼻旁穴位迎香、四白等，能锻炼小儿的耐寒能力。注意：贵在坚持，不能操之过急。

（3）晨起和入睡前，让孩子用盐开水漱口，水温与室温相当，以冲洗口腔内寄留的细菌。

（4）保持室内空气流通，每日至少通风半小时以上。

（5）周围有流感病人时，可用生理盐水加米醋几滴，每日给孩子滴鼻3~4次。

（6）流感期，可让孩子佩挂防感冒香袋（可以自制），预防感冒发病。

（7）注意给孩子保暖防寒，早晚适量添衣，白天活动时不要给他穿戴太多，以防出汗多反而受凉。

（8）注意孩子的营养均衡，对食欲不振的孩子要注意脾胃调理，多吃粗粮、蔬菜，不吃零食，保证每日大便畅通。

（9）平时要加强孩子的体质锻炼，多陪他进行户外活动，让其能常呼吸新鲜空气，多晒太阳，可选择登山或慢跑等活动。

（10）发病时如需用抗生素，要正确适量服用，尽可能减少抗生素对机体的毒副作用而陷入恶性循环中。

**防感香袋的药物组成及使用方法（图3-1）**

（1）药物组成：黄芩、冰片、桂皮研成粉末，分成5克／只，装入自制的4厘米×6厘米的小布袋中，制成香袋。

（2）使用方法：防感香袋佩挂于天突穴，5～7日更换1次，2个月为1个疗程。一般用1～3个疗程。

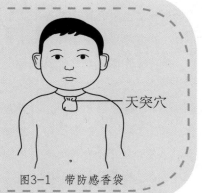

天突穴

图3-1 带防感香袋

## 治疗及家庭护理

感冒作为一种疾病，自身有一个发展过程，一般会在5～7日痊愈。许多感冒药其实只是适当缓解感冒的症状，并不能明显缩短病程。普通感冒只要多休息、多饮水、注意保暖和环境通风即可。

根据感冒分型，家长可采取不同治疗方法——

（1）风寒感冒：可以选正柴胡冲剂、午时茶、川芎茶调散等治疗。

（2）风热感冒：可以选择银翘解毒片、感冒退热冲剂、羚羊感冒片等治疗。咽喉红肿明显者可以用板蓝根冲剂、双黄连口服液治疗。

（3）时邪感冒：这种类型的感冒病情重，传染性强，孩子如有类似表现，家长要及时带孩子去医院就诊。

（4）虚人感冒：这类感冒可能与先天免疫低下或出生后护理不当有关，建议带孩子前往医院做专科检查，如病原学检查、免疫系统检查等。中医在此方面具有一定特色，家长可考虑给孩子口服中药调理。

**温馨小贴士：**

孩子感冒立即服用抗生素，能有效控制疾病发展吗？

孩子感冒可以由细菌引起，也可由病毒引起。抗生素是一种抵抗细菌的药物，如感冒确实由细菌引起，还可起到一定的抗感染作用；如果感冒由病毒引起，孩子使用了抗生素非但不会见效，还会有副作用。临床判断孩子是细菌还是病毒感染主要靠血常规检测。所以家长要记住一点：孩子感冒发热了先去医院查血常规，然后才让医生决定是否用抗生素，千万不要自己随便用。

有些家长认为，不管孩子是不是适合用抗生素，早点用上总是好的，宁可多用，也不要少用。须知凡事都有两面性，抗生素也有两面性，它在抗菌的同时也会对人体产生危害。抗生素会对孩子的消化系统造成伤害，引起腹泻、厌食、营养吸收障碍。抗生素还会损伤免疫系统，造成孩子免疫功能下降。再者滥用抗生素可导致人体菌群失调，甚至使抗生素产生耐药性而失效。

只有当孩子并发了细菌感染，出现高热持续不退、咽痛、咳嗽、黄痰、扁桃体化脓、血白细胞升高等症状，才可在医生的指导下使用抗生素治疗。

另外，普通感冒不但要慎用抗生素，还要慎用抗病毒药（利巴韦林），抗病毒药物也会损伤孩子的免疫力，必要时才可在医生指导下使用。

**中医来支招**

中医认为感冒与小儿肺气虚弱，脾胃运化功能失调和营卫不和有关，应当运用健脾益肺、调和营卫的方法治疗，并可根据孩子的不同表现辨证论治。

阴虚孩子食谱：百合枸杞猪肉粥

阴虚的孩子一般偏瘦，睡觉多汗，容易心烦，易口渴，舌红，舌苔少。这类孩子容易着凉感冒，适合"百合枸杞肉片粥"。

材料：百合 20 ~ 30 克、枸杞 10 克、猪肉碎和米适量。

做法：先将米煮成粥，然后放入百合、枸杞、猪肉碎丁一起煮至熟为止。

**气虚孩子食谱：山药猪肉粥**

气虚的孩子一般偏胖、虚胖，有薄薄的舌苔、舌不红，这类孩子因为体质虚弱，也容易感冒，适合"山药猪肉粥"。

材料：山药 20 克（或生山药切片）、猪肉末和大米适量。

做法：先将大米煮成粥，加入山药、猪肉末一起煮至熟为止。

对于已经感冒的孩子来说，需要通过清淡、有营养的饮食来调理。

**寒性感冒孩子食谱：葱白粳米粥**

如果你的孩子在感冒初期有以下的症状：咳嗽、痰多且稀、鼻涕清稀、舌苔白白的、尿很多、不爱喝水，一般就是寒性感冒，多是因为着凉所致的感冒。这时，孩子适合"葱白粳米粥"。

材料：葱白（葱的根部连须）5 ~ 6 段、生姜 6 ~ 7 片、粳米适量。

做法：先将粳米煮成粥，将葱白放入粥中，快好时放入生姜煮 5 ~ 10 分钟后就可熄火。

**热性感冒孩子食谱：薄荷牛蒡子粥**

倘若孩子在感冒初期的症状为：痰咳不出来、咽痛、爱喝水、有黏稠的鼻涕、舌头红色、舌苔变黄、脉搏也比平常快，一般是热性感冒。这时，你就需要给孩子煮"薄荷牛蒡子粥"。

材料：薄荷 6 克、牛蒡子 10 克、粳米适量。

做法：先将牛蒡子单煮 15 分钟，取出牛蒡子，留下汁水备用。将粳米煮粥，10 分钟后放入薄荷，在粥快好时，放入牛蒡子汁水，煮 5 分钟即可。

**健康孩子防感冒食谱：玉屏风散**

材料：黄芪或太子参 10 克、白术 10 克、防风 6 克。

做法：将黄芪或太子参、白术、防风用水煮开后，取汁水当茶喝。也可服用玉屏风颗粒或玉屏风口服液，此方可帮助孩子有效预防感冒，提高免疫力。

**温馨小贴士：**

小儿胃肠型感冒是什么？

有的孩子感冒后除一般症状外还表现出腹胀、不思饮食以及呕吐等一系列胃肠症状，这就是胃肠型感冒。

症状

除感冒一般症状外还表现出腹胀、不思饮食以及呕吐等一系列胃肠症状。

病因

由于孩子的胃肠功能还未发育成熟，相对薄弱，感冒时容易受到侵犯，因此孩子会经常患胃肠型感冒。

治疗及家庭护理

除了给孩子服用治疗感冒的药物外，还应同时服用一些消食导滞的中药，如藿香正气丸、加味保和丸、珠珀猴枣散等。因胃肠型感冒与胃肠道消化酶分泌紊乱有关，可给孩子服用活菌制剂，有益于孩子的胃肠道建立正常菌群。如果孩子腹胀腹痛、呕吐严重，可先服用四磨汤口服液止吐消食，大约半小时后再服用其他药物，这样效果会更好。

要想缩短病程，居家护理很重要——

（1）应注意保持居室内的新鲜空气，遇有气候变化及时为孩子增减衣服。

（2）孩子在患病期间食欲减退，是正常反应，家长不要着急，更不可强迫孩子进食，应该让孩子的胃肠道有一个休息时间，会有利于身体尽快康复。

（3）如果孩子舌苔发黄，嘴里有酸臭味，提示体内存有积食。家长一定要控制油腻食物，可给孩子服用化食丸、山楂丸，以清热导滞。

（4）一旦孩子呕吐，家长不要慌乱，要让孩子取侧卧位，对于较大的孩子可采取俯卧位，这样有利于呕吐物流出，保持气道通畅，避免呕吐物吸入气管，引起窒息危及生命。

（5）家庭成员如果感冒，最好不要和孩子亲密接触。如果不能隔离应佩戴口罩，以免传染给孩子。在疾病没有彻底恢复之前，不要急于送幼儿园。

中医来支招——食疗方

**生姜汁**

呕吐严重者，可取生姜适量榨汁，加入少量温热水随服，止吐效果好。

**薏米橘皮粥**

取新鲜橘皮 15 克、薏米 100 克，先将橘皮洗净切成细丝，然后加水煮沸后将橘皮丝捞出，加入薏米煮粥食用，可起到止吐、消食的作用。

**三汁饮**

取荸荠、白萝卜、鲜藕适量，洗净后榨汁随时服用，可清热去心火，退热效果较好。

**三根姜糖果饮**

香菜根 10 克、葱根 10 克、鲜芦根 50 克、生姜 2 片、红糖 100 克，加水 200 毫升煮沸 10 分钟，少量频频服用，也可缓解呕吐症状。

**专家点评**

孩子感冒症状大多与成人相似，但孩子的感冒还有其特殊性，容易夹痰、夹滞、夹惊。

首先，孩子不会吐痰，婴幼儿更不会呕痰或吐痰，造成喉间痰鸣，不易去除。

其次，孩子消化能力弱，感冒常影响到食欲，甚至发生呕吐。此时家长不要怕孩子营养不够硬塞食物，呕吐频繁时可以适当减少喂食，让肠胃得到休息。

另外，孩子的神经系统没有发育完善，一旦感冒发热，体温超过 38.5℃，就有可能发生高热惊厥。对于这部分孩子感冒发热，家长要注意密切观察，按时服用退热药，防止惊厥发生。

大部分感冒是由病毒引起的，建议孩子感冒用中药治疗，尤其是体弱反复感冒的孩子，辨证论治，扶正祛邪，较为见效。

一般感冒的孩子如仅有鼻塞清涕，可用葱头连须 5 ~ 7 枚洗净，婴儿服用可加入奶 150 毫升，隔水蒸 15 分钟，服用时去葱白，分 3 次饮服。幼儿则可把葱白 7 枚和生姜 2 片放入一碗白粥中，隔水蒸 15 分钟，服用时去葱白和生姜，加红糖 30 克，分 2 次趁热服用。体弱容易感冒的孩子佩挂香袋预防感冒也是不错的选择。

# 第二节  发热

发热是孩子最常见的一种症状，许多疾病在一开始时就表现为发热。

有些家长认为，只要孩子的体温超过 37℃ 就是生病了。其实，这种认识并不完全正确。人的体温是依赖大脑内的体温调节中枢来控制的，婴幼儿由于此调节中枢尚未稳定成熟，所以体温高低相差较大，而且常会受到环境温度的影响。孩子的体温并非恒定不变，而是呈波动状。清晨因身体尚在休息状态，所以体温较低；而下午及黄昏时分因身体的活动增加，所以体温会较高。有时孩子兴奋哭闹也会影响体温。只要孩子的体温不超过 37.3℃，就不算发热。

## 症状

如果孩子身体烫、脸红、心跳明显持续加快，且排除紧张、运动等加快心跳因素，可考虑孩子发热，需及时寻找体温计测量体温。

**温馨小贴士：**

孩子发热后，出皮疹是怎么回事？

孩子的皮肤宛如一面镜子，能反映出许多疾病，而多种传染病在早期都有发热表现，故而儿科医生常常根据发热与皮肤出疹之间的关系来诊断疾病。有句"水仙花莫悲伤"的顺口溜，代表了6种小儿发热出疹性疾病，根据发热天数与皮疹出现的关系分别是水痘、猩红热、天花、麻疹、斑疹伤寒、伤寒。也就是说，发热第1日出皮疹的是水痘，发热第2日出疹的是猩红热，依此类推。随着医学的发展，天花已经绝迹，斑疹伤寒、伤寒也极为少见，而有些疾病，如手足口病等，又被添加进去（详见第七章）。

因此，孩子发热后，家长需注意其身上有无皮疹，如果周围有别的孩子已经出现皮疹，更要密切观察。如孩子身上有皮疹隐现，需及时前往医院就诊，必要时做好隔离，防止疾病进一步传播。

## 病因

一般来说发热是机体对抗外来微生物入侵的一种保护性反应，有益于增强机体抵抗力，如各种病毒、细菌引起的各种感染等。发热不是病，它只是身体的一项示警征兆，告诉我们身体内恐怕有问题，可能是疾病因素，也可能不是。

有许多发热是属于非疾病原因所引起的，例如：

（1）运动过度，体内因过量活动所产生的热量无法散出，而使体温暂时提高。

（2）打过预防针后出现的短暂发热，是因身体对疫苗的反应作用。

（3）婴幼儿包裹衣物过多，体热无法散去。

（4）刚喝过温热的水（测量口温）。

（5）刚洗完热水澡。

此类因非疾病引起的"发热"是短暂且良性的，只要找到原因并去除即可。孩子的精神通常都是正常的，当然在体温高的时候孩子精神会差些。

一些发热是假性发热，主要由下列原因造成：

（1）估测错误所致：如以大人的手掌或额头去触摸孩子的身体或额头，来感觉其温度。此方式常会有误判，因为通常大人手的温度皆较低，即使摸正常的幼儿亦会感觉他好像在发热。

（2）温度计使用方法错误：如测量前未先将水银甩至35℃以下，或使用不当或未先校正。

（3）测温仪器故障：譬如测量值不准确、水银温度计有损坏。

**治疗及家庭护理**

发热是产热增加和（或）散热减少的结果。退热的捷径不是从药物（退热药、抗生素等）出发，而是增加体内水分和采用适宜的物理降温方法。对于既往有高热惊厥病史的孩子，当体温超过38℃即应加用退热药物，并要加强观察。

**1. 物理降温的方法**

（1）温水擦拭：即用温水毛巾擦拭全身，水温调节在32℃～34℃，每次擦拭时间10分钟左右，重点部位是皮肤皱褶的地方，如颈部、腋下、肘部、腹股沟等。

（2）温水洗澡：水温大约比孩子体温低3℃～4℃，每次5～10分钟。很多家长认为孩子发热不能洗澡，其实相反，洗个温水澡可以帮孩子降温。

（3）冰袋冷敷：如果觉得冰块太冰的话，可以在冰袋半冰半水的状态取出，包上毛巾敷于孩子额头。

（4）冰枕：孩子高热时可以做个冰枕给孩子枕着，既舒服效果又好。

**2. 家居护理要点**

（1）保持环境安静、舒适、湿润，室内定时通风，避免烟雾刺激。

（2）孩子的衣服不宜穿戴过多，被子不要盖得太厚，更不要"捂汗"，以免影响散热，使体温上升更快。

（3）鼓励孩子多喝水、青菜水和水果汁：给孩子多喝温水，补充体液，这是最基本的降温方法，而且非常有效实用，适合于所有发热的孩子。不要给孩子喝凉水，因为孩子发热时经常伴随有胃肠道症状和咳嗽，喝凉水会加重这些伴随症状。

（4）饮食要可口、易消化，不吃油炸、油腻食品，保持大便通畅。若超过2日尚未排便，可考虑运用开塞露通便。排尿和排便过程都有利于退热。

（5）孩子体温超过38℃（肛温38.5℃）考虑用退热药，一般4～6小时喂1次，每日不超过4次。服药时要多饮水，并加少许盐，以补充电解质，有利于排汗降温。

（6）退热药疗程一般不超过1周，热退及时停药，体虚、失水的孩子不宜多用发汗的退热药，必要时就医补液治疗。

（7）感冒发热1周未退，或咳嗽加重出现气急，或孩子烦躁不安或精神萎靡时，应去医院就诊，检查是否发生并发症。

（8）注意观察以下方面：

● 注意孩子精神状态。如果孩子热度虽高，但精神尚好，服药热退后照样玩耍，与平时差不多，说明孩子病情不重，可以放心在家调养。若孩子精神萎靡、倦怠、表情淡漠，则提示病重，赶快去医院急诊。

● 观察孩子面色。如果孩子面色如常或者潮红，可以安心在家调养。若面色暗淡、发黄、发青、发紫，眼神发呆，则说明病重，应送医院治疗。

● 观察孩子有无剧烈、喷射样呕吐。如有，要去医院排除颅脑病变。

● 查看皮肤有无出疹。若有，要注意传染病或药物过敏。皮肤发紫变凉要注意循环衰竭情况。

**3. 饮食调理**

（1）在安排饮食时总热量不能低于身体所需热量的70%。饮食要给予易消化的流质或半流质饮食，如米汤、牛奶、蛋花汤、稀粥、藕粉、肉末面条等，同时也可多补充水分。

（2）食物要软、易消化、清淡。

（3）也可吃少量水果，饮水、饮食都要少量多次，切不可吃油炸油腻食品，切忌暴饮暴食。

### 中医来支招——食疗方

（1）冬瓜荷叶汤：取冬瓜250克、荷叶1张。将冬瓜洗净，连皮切块。荷叶切碎，加水煮汤，汤成后去荷叶加盐喝汤。少量多次饮用，有清热化痰、除烦解渴、利尿的作用。

（2）葱白豆豉粥：淡豆豉15克、生姜3片、葱白2茎、粳米100克。先将前3味一同放入水中煎，水沸后约15分钟，去渣取汁，再加入粳米熬粥食用。有解表、清热、发汗的作用。

### 专家点评

董廷瑶非常善于治疗小儿发热性疾病，他曾说"风温之证，四时皆有，但有新感和伏气之分"。他教导后学者要掌握小儿发热的规律，对于小儿发热之初，新感发热用疏风轻解法治疗，切忌刚见热度就大量使用抗生素输液，造成邪无出路，闭门留寇，使得病情复杂化。对于发热不退，由表入里的伏气发热更应详细辨证求因，有疏风清热、清气解热、和解退热、通腑泄热等治疗方法，有高热惊厥病史的孩子常加用羚羊角粉冲入中药服用。

有一种发热称为"夏季热"，常见体弱的孩子，当夏季高温天气来临时发热，39℃～40℃，久久难退，但其热度虽高，而无急性病容，有的发热可缠绵2～3个月，或高或低，伴汗多、口渴、烦躁等症状，中医称此为"暑月热病"，这是小儿特有的夏季时令病，这种病症适宜中医治疗。

发热的孩子服用中药后，常常会出现大便增多或出汗多的现象，这是正常的反应，家长不要紧张，只要孩子体温逐步下降，不论是出汗多还是大便拉稀，这都归属于"从汗而解""釜底抽薪"的疗效，使邪有出路，开门逐盗。

# 第三节 咳嗽

入冬后气温骤冷，咳嗽的孩子日渐增多，轻则伴有鼻塞流涕，重则伴有高热、喘鸣。孩子一旦咳嗽了，家长应该怎么做呢？

**病因**

大多数孩子咳嗽是由于上呼吸道感染或气管炎、支气管炎引起的，包括病毒和细菌感染，或支原体感染，有的伴有发热、鼻塞、喷嚏、流涕、咽痛、咽痒、痰鸣、胸痛等症状。因为咳嗽的病因复杂多样，表现又各人有异，因此不是简单地服用止咳药就可以解决问题的，要分析咳嗽的原发因素，针对病因合理用药，才会收到好的效果。

有些孩子咳嗽刚刚缓解，突然又加重咳个不停，很多家长都觉得很困扰，常见原因有以下几种：

（1）寒冷空气：孩子咳嗽刚好一点儿，到室外遇到干冷空气，尤其是大风天气，常会诱发剧烈的咳嗽。对气道敏感的孩子尤为明显。

（2）剧烈运动：孩子咳嗽刚有缓解，到外面疯跑一段时间，或做些剧烈运动，回来又会咳不停。

（3）体位变动：孩子在晨起或入睡时一阵咳嗽，与身体位置变动有关。孩子体位变化使积于气道的痰液刺激咽喉，引起阵发性的咳嗽。

（4）新购置的玩具：新的玩具，尤其是毛绒玩具，或是有气味的塑料玩具，往往是诱发咳嗽的主因。

（5）加湿器：冬天家中加湿器使用普遍，有的加湿器喷出的水雾中所含的小颗粒也是诱发孩子咳嗽的原因。爸爸妈妈要慎选加湿器及所加的水，重视加湿器的清洁。

### 治疗及家庭护理

**1. 针对病因治咳嗽**

有些家长一看到孩子咳嗽，就急于给孩子用止咳药、抗生素，这是不对的。

有时候咳嗽并不是坏事。咳嗽有清洁呼吸道使其保持通畅的作用，通过咳嗽，可将呼吸道内的病菌和痰液排出体外，减少呼吸道内病菌数量，减轻炎症浸润。所以不能随意使用止咳药，特别是镇咳药，因为镇咳药中有一类是中枢性止咳药，这类药物使得人体防御功能受到抑制，痰液就没法通过咳嗽排出来，反而会堵塞肺部，导致肺部感染。

孩子的急性咳嗽，即使是呼吸道感染引起的，也以病毒感染为多，而抗生素只针对细菌感染。而且，长期反复服用抗生素，还有可能产生药物的不良反应及对抗生素的耐药性。这就是为什么有时候使用了很"高级"的抗生素也难以治愈咳嗽的症结。

如果咳嗽是由细菌引起的，须在医生指导下服用抗生素。

还有一部分过敏、理化等因素所导致的咳嗽，可能需要抗过敏、解痉、祛痰、恢复气道黏膜功能等治疗。

有的孩子自身体质虚弱，反复感冒、厌食、营养不良、缺钙等，使得呼吸道局部免疫力下降，清除病菌能力降低，容易导致呼吸系统疾病反复发作，迁延难愈。对于这部分孩子建议去看中医，进行辨证治疗，整体调理。呼吸系统是一个开放的系统，对温度变化极其敏感。在气候寒冷时，呼吸道纤毛摆动速度减慢，缺钙的孩子呼吸道纤毛摆动的能力也会下降，需要适当保暖，营养调护，多喝水。充足的水分可以帮助稀释痰液，使痰易于咳出，并能够增加尿量，促进有害物质的排泄。

**2. 要留心孩子咳嗽的特点和规律**

孩子的咳嗽时间、咳嗽性质、音色、节律，诱发或加重因素等情况对诊断有很大帮助——早晨咳嗽或入睡和起床时的咳嗽多数是有痰的咳嗽；咽部或气管有刺激的咳嗽表现为干咳；咳嗽以白天为主应注意支气管炎或咽喉炎；如咳嗽以夜间为主，则要高度怀疑咳嗽变异性哮喘；饭后咳嗽或咳嗽加重需排除胃食管反流性咳嗽。所以，家长要把孩子咳嗽的相关情况正确无误地记好，就诊时详细告诉医生。

**3. 孩子咳痰的护理**

（1）拍背协助排痰：孩子一般要到 6 岁左右才会主动咳出痰。拍背可以帮助孩子吐出积痰。让孩子俯卧在妈妈腿上，头略低，家长放松手腕，在孩子背部自下而上，由外而内按顺序有节奏地轻拍。

- 拍背时，孩子不要穿过厚的衣服，也不要赤裸上身。
- 避免拍打脊椎骨等坚硬部位。
- 不要在孩子饭后拍，一般在孩子临睡和晨起的时候进行。
- 拍背时，可以让孩子配合着做深呼吸，或者做咳痰的动作。
- 拍背时，家长手掌心略虚，手腕放松，不能用蛮力，做到有节奏的拍背。
- 拍背后，让孩子休息一会儿再吃东西。
- 每日拍背可以进行 1 ~ 3 次，每次 5 ~ 10 分钟，具体情况视病情及痰液多少而定。
- 有时孩子把痰咽下去，家长不必过于担心，这对身体无害，痰液会随着大便排出。
- 如果孩子病情有变，如出现气喘、面色变青，应立即停止拍痰，严重的应及时去医院就诊。

（2）多喝温开水：体内缺水，会让孩子体内的"痰"变得更稠，不容易咳出。为此，最简单的办法是多喝水，特别是温开水，对咽喉部有良好的温润作用。同时，多饮温开水能使黏稠的痰液得以稀释，容易被咳出，有利于局部炎症的消除。

同时还能改善血液循环，使机体代谢所产生的废物或毒素迅速从尿中排出，从而减轻其对呼吸道的刺激。

（3）注意室内通风：室内要通风透气，温度保持在 18℃～22℃，相对湿度就保持在 60%～65%，有利于呼吸道黏膜保持湿润状态和黏膜表面纤毛摆动，有利于痰的排出。

（4）蒸气疗法：将沸水倒入茶杯中，抱起孩子，使其口鼻对着升起的水蒸气并吸入，可使痰液稀释而利于咳出，此法需控制好茶杯与患儿口鼻间的距离，避免烫伤。

**4. 合理饮食**

在孩子咳嗽期间注意饮食禁忌，可以起到事半功倍的效果。

（1）忌冷冻、辛辣食品：古人曾有"形寒饮冷则伤肺"之说，身体一旦受了寒，就会伤及人体的肺脏，而咳嗽大多是因肺部疾患引起的。冷冻、辛辣食品会刺激咽喉部，使咳嗽加重。有的孩子还要忌食西瓜，因过度清凉也会使得肺气宣发受阻，症状加重，日久不愈。同时，痰的多少还与脾有关。过多食用冰凉食物，还会伤及脾胃阳气，使脾的功能下降，造成寒饮痰湿由内而生，引发咳嗽。此外，孩子大多是热性体质，辛辣食品不仅刺激咽喉部，还会助湿酿痰。

（2）忌甜酸食物：酸味食品会收敛痰液，使痰卡住不易咳出，导致咳嗽难愈。多吃甜食会滋生痰液，使得炎症难以痊愈。

（3）忌鱼腥虾蟹：因海鲜食物为"发物"，能诱发咳嗽和哮喘，常见咳嗽的孩子在吃了鱼腥类的食物后，咽痒咳嗽会加重，这可能与孩子对鱼虾食品的蛋白过敏有关，特别是过敏体质的孩子，更应慎吃鱼腥虾蟹等相关食物。

（4）忌热性食品：羊肉、桂圆、榴莲、芒果等食品，对于过敏体质的孩子容易诱发过敏，也容易引起慢性疾病的复发。

（5）忌炒货、膨化及难消化的食品：瓜子、花生、巧克力、爆米花及油炸食物等都容易使咳嗽加重，而且这些食物还会加重胃肠负担，助湿、助热，滋生痰液，使咳嗽难以痊愈。

**中医来支招——食疗方**

### 1. 感冒咳嗽无痰

患感冒的孩子大多表现为流清水样鼻涕、打喷嚏、鼻塞、咳嗽，在感冒早期主要症状就是阵阵刺激性咳嗽，且大多干咳无痰。

葱姜橘皮饮

取葱白连须 4 ～ 5 枚、生姜 3 ～ 4 片、新鲜橘皮 10 ～ 20 克、红糖适量。将葱白、生姜、橘皮洗净入砂锅共煎 10 分钟取汁，再调入红糖适量，分次服用，对缓解孩子外感症状有很好的效果。

### 2. 感冒咳嗽有痰

在感冒后期或合并有感染时，在孩子咳嗽的同时，可以听到喉咙里有呼噜噜的痰声。但因孩子不会咳痰，往往把痰液吞咽下去，一会儿又涌到喉咙。

冬瓜薏米百合粥

取冬瓜籽 20 ～ 30 克、百合 15 ～ 20 克、薏米 100 克。先将冬瓜籽洗净，煎水取汁、去渣。再与百合、薏米同煮为稀粥，日服 2 ～ 3 次，可以清肺化痰促进康复。

### 3. 咽炎咳嗽

有些孩子咽部充血发红，还可见有淋巴滤泡，甚至有些扁桃体红肿得就像两个小红灯笼。这部分孩子平时经常兴奋叫喊，容易疲劳，白天频频咳嗽，入睡后安静不咳，有时还会告诉妈妈喉咙发干发痒难受。这些都是咽炎的表现，有的孩子伴有慢性鼻炎、鼻窦炎或腺样体肥大。

川贝雪梨汤

雪梨或水晶梨 1 只、川贝粉 1 克、冰糖 15 克。将梨洗净，于柄部切开，挖空去核，填入川贝粉和冰糖，用牙签将柄部复原固定。放大碗中加少量水隔水蒸 20 ～ 30

分钟，喝汤吃梨。生梨性寒味甘，川贝为化痰止咳良药，与冰糖并用，则起化痰止咳、润肺养阴功效。

百合粥

鲜百合 100 克或百合干 30 克、莲子 20 克、大枣 15 枚、粳米 100 克、冰糖适量。将百合干、莲子浸泡开，粳米、大枣洗净，锅内放适量清水，将莲子稍煮片刻，再放入大枣、粳米、百合等，煮沸后改用小火煮至粥稠时，加入适量冰糖稍炖即可。此粥具有润肺健脾等功效。

清咽饮

麦冬 10 克、乌梅 10 克、沙参 10 克、生甘草 6 克，开水冲泡代茶饮用，每日 1 剂可以解除咽部干痒不适的症状。

**4. 支气管炎咳嗽**

孩子咳嗽日久，感染控制不良，容易转为支气管炎，常有不同程度的发热、咳嗽、食欲减退等，较小的孩子还可能有喘憋、喘息等毛细支气管炎表现。尽管有少数孩子可能发展成为支气管肺炎，但大多数孩子病情较轻，以在家用药治疗和护理为主。

山药杏仁粟米汤

山药 100 克煮熟碾泥，粟米 150 克炒熟研粉，杏仁去皮尖 250 克炒熟研粉。每日早上用开水冲泡粟米杏仁粉 10 克，兑入山药泥适量，调入麻油后服。益气补虚、温中润肺，用于孩子久咳不愈或反复发作等。

姜梨萝卜茅根饮

生姜汁 15 毫升，梨汁、萝卜汁、茅根汁各 50 毫升，蜂蜜 100 克。将各汁混匀与蜂蜜装入瓷罐内煮沸备用，每服适量，每日 3 次，连服数日。

枇杷叶粳米粥

枇杷叶 5 ～ 10 克，粳米 100 克，冰糖 50 克。将枇杷叶洗净，用干净纱布包好，加清水 200 毫升，煎至 100 毫升左右，去渣后加入粳米，再加清水 500 毫升，猛火煮沸后改用小火熬成稀粥。早晚各 1 次，趁温服用，3 ~ 5 天为 1 个疗程。可清热化痰止咳，用于痰热内蕴 ( 咳嗽、痰黄或兼有发热 ) 的咳嗽孩子。

### 5. 肺炎咳嗽

由于感染较重或治疗不及时，孩子咳嗽发热不退，病情加重转为肺炎，咳喘症状加重出现呼吸困难，鼻翼扇动，面色苍白，口周发青，或者出现烦躁不安；小婴儿可见精神萎靡、呛奶、口吐泡沫，阵阵憋气等现象。此时应积极抗炎对症。

芦根菊花饮

芦根 30 克、菊花 10 克。加水煎汤，分次代茶频饮，可清肺热。

杏仁橘皮荸荠汤

取杏仁 20 克捣碎，鲜橘皮 20 克洗净切细丝，鲜荸荠 15 克、雪梨 1 个洗净去皮切薄片，一起放入砂锅内，加适量水，用文火煮半小时即成，分次酌量饮用，有清肺化痰作用。

## 小偏方

### 1. 蜂蜜

蜂蜜对减轻夜间咳嗽有明显作用，而且蜂蜜能使孩子睡得更香。蜂蜜还有抗氧化和抗菌的作用，同时能使喉部感觉舒畅。但是，家长有一点必须注意，不要给 1 岁以下的孩子服用蜂蜜，因为这可能会引起肉毒杆菌中毒。

萝卜蜂蜜饮

白萝卜 5 片、生姜 3 片、大枣 3 枚、蜂蜜 30 克。将萝卜、生姜、大枣加水适量煮沸约 30 分钟，去渣，加蜂蜜，再煮沸即可。每日 1 ~ 2 次。

蜂蜜润燥止咳，萝卜具有较强的抗菌作用，孩子受凉咳嗽后可以选用。如孩子出现发热、咳黄痰，不宜选用此偏方。

百合蜜

百合 60 克、蜂蜜 30 克。将百合洗净晾干，与蜂蜜拌匀，入锅隔水蒸熟。此蜜制百合可当点心让孩子吃。

百合味甘、微苦，性微寒，有润肺止咳、清心安神作用，且含淀粉、蛋白质、脂肪、多种生物碱、钙、磷、铁等成分，可改善入秋后的干咳症状，如孩子伴有大便秘结，此法更为适用。大便次数多、便稀的孩子不宜服用本方。

**2. 荸荠百合羹**

荸荠（马蹄）30 克、百合 10 克、雪梨 1 个，冰糖适量。将荸荠洗净去皮捣烂，雪梨洗净连皮切碎去核，百合洗净后，三者混合加水煎煮，再加适量冰糖煮至熟烂汤稠。温热食用。

荸荠味甘，性微寒，能清热生津、凉血解毒、化痰消积，且含淀粉、蛋白质、脂肪、钙、磷、铁、维生素 C 和荸荠素等成分，具有一定抗菌作用。孩子咳嗽时痰黏，难咳出，吐痰色黄等，可选用本方。

**3. 花椒冰糖梨**

梨一个洗净，横断切开挖去中间核后，放入 5 颗花椒、5 粒冰糖，再把梨对拼好放入碗中，上锅蒸半小时左右即可，1 只梨可分 2 次吃完。蒸花椒冰糖梨对治疗风寒咳嗽效果非常明显，但有的孩子不喜欢花椒的味道，家长不必勉强。

**4. 萝卜猪肺止咳汤**

萝卜 1 个、猪肺 1 个、苦杏仁 15 克。加水共煮 1 小时，吃肉喝汤。有清热化痰、补肺平喘作用。

**自制小膏方**

对于时有咽喉痛痒，咯痰不爽，伴声音沙哑，口干喜饮，大便偏干，舌苔薄红或花剥，脉细小，也就是中医所说的阴虚肺燥的孩子，家长也可以自制膏方进行调理。

● 药物组成：桑叶 60 克、枇杷叶 90 克、天花粉 90 克、甜杏仁 90 克、川贝 50 克、瓜蒌 90 克、蜜紫菀 90 克、雪梨 250 克、蜂蜜 250 克、冰糖 250 克（1 个月量）

● 功效主治：养阴清肺，化痰止咳。

● 加工方法：①将桑叶、枇杷叶、天花粉、甜杏仁、川贝、瓜蒌、蜜紫菀加水高出药面 1 手指，浸泡 30 分钟左右，中火煎煮 20 ~ 30 分钟，倒出药汁，再加水跟药面平齐煎煮 15 ~ 20 分钟，倒出药汁。两次药汁合并一起再煮，此时要开大火，开着锅盖煮，边煮边搅，让水分快速收干至 200 毫升左右。②雪梨榨汁，取 200 毫升左右。③将药汁和梨汁合并一起，小火煮沸，放入冰糖再煮沸，开着锅盖煮，边煮边搅拌，直至药面出现小气泡时加入蜂蜜调匀即可，量 500 毫升左右。装入干净的密封容器中。

● 服用方法：每晚临睡前，取 15 ~ 20 毫升（1 勺）开水冲化服用。

**推拿疗法**

**1. 清肺（图 3-2）**

位置：肺经位于无名指末节腹面。

手法：无名指掌面，自指根推向指尖 5 分钟。

**2. 按摩内八卦（图 3-3）**

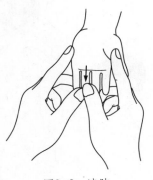

图3-2 清肺

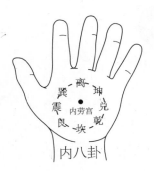

图3-3 内八卦

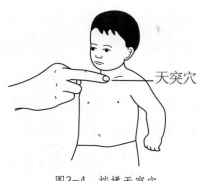
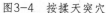
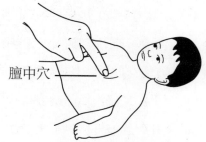

图3-4 按揉天突穴　　　　　　　图3-5 按揉膻中穴

位置：内劳宫位于掌心中，即握拳时中指指端所触及的地方。内八卦指掌心内劳宫的四周。

手法：用拇指罗纹面在小儿掌心内八卦处作旋转运摩，左右手各1分钟。

**3. 按揉天突穴和膻中穴（图3-4、3-5）**

位置：天突穴在前正中线上，喉下方，胸骨上方凹陷中。膻中穴在前正中线上，两乳头连线的中点。

手法：按揉天突穴和膻中穴各2分钟。

**4. 按揉肺俞穴（图3-6）**

位置：左手搭右肩，右手搭左肩，中指尖碰到的地方即为肺俞穴。

手法：孩子俯卧，家长用拇指按揉肺俞穴2分钟。最后沿肩胛骨内侧缘，自

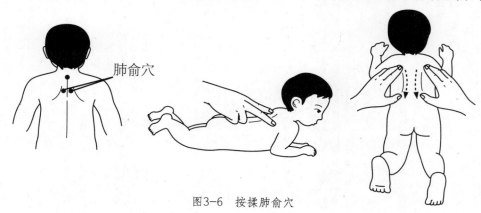

图3-6 按揉肺俞穴

上而下做八字式分推，约 30 次，结束治疗。

上述方法每日一次。在治疗过程中，宜在施术部位用少许爽身粉以防孩子皮肤破损，同时应做好保暖工作。

**专家点评**

咳嗽对于孩子来说非常普遍，有些家长担心孩子咳嗽咳出肺炎、哮喘，特别紧张，马上使用各种止咳药。要知道咳嗽是人体的自我保护反应，人体通过咳嗽可排除气道内的异物，也就是在清除垃圾，所以咳嗽是一种正常的、保持呼吸道健康的反射，家长用止咳药的同时也抑制了孩子的自我排异能力。

大多数孩子一年都会有 6～8 次咳嗽或感冒，常常是由病毒引起的。有些孩子感冒（病毒感染）后咳嗽会持续几周，我们称这种咳嗽为病毒感染后咳嗽，是一种自限性疾病，抗生素对这种类型的咳嗽通常并没有帮助，因此家长不必急于止咳，在排除了由于严重的疾病引起的咳嗽后，建议家长可以采用一些非药物的、针对症状的保健护理的方法。如反复咳嗽不愈，提醒家长要注意孩子的鼻腔内分泌物，常常是因鼻腔内的分泌物倒流，刺激咽部引起咳嗽。只要每天坚持用生理盐水清洗鼻腔，把鼻腔里鼻涕轻轻卷除干净，就会减轻咳嗽症状。

# 第四节　急性喉炎

小儿急性喉炎，是以声门区为主的喉头部急性炎症，是婴幼儿常见的急重症，常见于 6 个月至 3 岁的婴幼儿。

**症状**

主要表现为声音嘶哑、咳声如犬吠、吸气时有喘鸣、夜间加重。与成人相比，小儿喉部发炎后更容易发生喉阻塞。如果孩子不会排痰，更使呼吸困难加重，因此，小儿急性喉炎的病情常比成人严重，若不及时诊治，可危及生命。因此家长要密切观察孩子的症状，如有异常及时去医院急诊，使用抗生素、激素以抗炎症并减轻喉头水肿，对于出现极度呼吸困难及窒息的孩子，医生会进行气管切开手术，以保证气道通畅。

## 预防

（1）少带孩子到人多、空气浑浊的场所。

（2）每日适量户外活动，多晒阳光。

（3）房间多开窗通风。

（4）及时给孩子增加衣服，避免受凉。

（5）缺钙的孩子比较容易得这种疾病，特别是那些较胖、生长较快、相对缺钙的孩子，更易发生急性喉炎或反复发病，因此经常及时的补钙也可以减少发病的概率。

（6）要纠正孩子错误的发声方法，如尖声喊叫等。

（7）教孩子保持口腔卫生，养成早晚刷牙、饭后漱口的好习惯。

（8）适当多吃梨、梅子等水果或干果，有利于咽喉的保养，增强咽喉部的抗病力。

## 治疗及家庭护理

（1）让孩子多休息，尽量平卧或半卧，保持呼吸道通畅。

（2）保持环境安静，空气流通。

（3）饮食清淡，多喝水，不要吃和喝刺激性的饮料食物。

（4）让孩子少用嗓子，避免哭喊。

（5）注意观察呼吸、心率等情况，发现异常及时就医。

## 中医来支招——食疗方

（1）甘蔗萝卜银花汤：甘蔗 200 克、白萝卜 200 克、金银花 6 克、淡竹叶 6 克、冰糖 20 克。甘蔗去皮切段，白萝卜去皮切块，与洗净的金银花、淡竹叶一同入锅，加入适量清水，大火煮沸后，改用小火煮约 30 分钟，汤将成时，加入冰糖，煮至溶化即可。

（2）衣冬蜜饮：1 个凤凰衣（鸡蛋内软膜）、天冬 6 克、蜂蜜 1 汤匙。将上述材料同置碗中加适量水，沸水炖煮后滤去内膜饮汁。

（3）橄榄冰糖饮：青橄榄 3 个、冰糖 20 克。将橄榄打碎，入锅加适量清水、冰糖煎熟后，将汁分 3 次服用。

**专家点评**

小儿喉炎是儿科常见的急危重症，孩子在发病初期仅表现为咳嗽声音异常，家长往往不够重视，没有及时带孩子前往医院就诊，到了夜里孩子呼吸异常了才去医院急诊，这非常危险，严重的会危及孩子的生命。所以家长需注意，如果孩子咳嗽时声音与平时一般咳嗽不同，有"空空"样的声音，或咳声带有回音，要抓紧带孩子前往医院急诊，排除急性喉炎的可能。

# 第五节　哮喘

哮喘是目前最常见的一种气道慢性炎症性疾病。近年来，由于生态环境改变及空气污染等原因，哮喘的发病率呈全球上升趋势，一般春秋季节发病较为多见。

目前，根据年龄、临床症状和诱发因素，一般将哮喘分为 5 种：

（1）婴幼儿哮喘：一般在 5 岁以内。发作和呼吸道病毒感染有关。特点是开始的时候为呼吸道病毒感染，尤其是呼吸道合胞病毒（RSV），之后出现反复喘息，如果没有家族过敏性疾病病史，则在 3 岁以后，大多数喘息会停止。

（2）儿童哮喘：是属于年龄比较大（5岁以上）的孩子的哮喘。可与呼吸道感染，或接触过敏原有关，如螨虫、宠物皮毛、花粉等。特点是反复喘息、胸闷、常常在夜间加重。

（3）过敏性哮喘：孩子往往有湿疹病史，或有食物过敏，或父母有哮喘、过敏性鼻炎等过敏性疾病病史。这类孩子在接触某些过敏原后，就会出现喘息发作。

（4）咳嗽变异性哮喘：特点为咳嗽持续1个月以上，干咳为主，咳嗽夜间及清晨多见，普通抗感染治疗无效，用支气管扩张剂或按照哮喘治疗有效。

（5）运动型哮喘：平时无喘息发作，运动时出现喘息、气短、憋气。

不管是哪种类型，许多孩子在3岁以内会出现首次喘息，对于有危险因素的反复喘息，可以早期进行治疗。

### 温馨小贴士：

**什么是咳嗽变异性哮喘？**

咳嗽变异性哮喘又称"过敏性咳嗽"，是一种特殊类型的哮喘，无呼吸困难和喘鸣。这种咳嗽不是细菌或病毒所引起，而是由于有些孩子的气道过于敏感，一旦受到冷空气或一些过敏原的刺激，就会咳嗽不止。

孩子仅表现为长期咳嗽，咳嗽时间在4周以上，主要表现为阵发性干咳、呛咳、无痰或少量白黏痰，夜间或晨起较重，部分孩子伴有咽痒、鼻塞、流涕。这类咳嗽开始之前常被误诊为上呼吸道感染、支气管炎、咽喉炎等。

传统观念认为，咳嗽是由于呼吸道炎症引起的，有炎症就要用抗生素治疗。其实不然，一旦确诊为咳嗽变异性哮喘，应该首选解痉平喘和抗过敏药治疗。西药一般应用西替利嗪、特布他林、丙卡特罗、布地奈德等治疗；本病也可以考虑应用祛风宣肺、疏肝理气的中药进行治疗。咳嗽变异性哮喘服用常规的咳嗽药水、抗生素等是没有疗效的，需用抗过敏等治疗哮喘的药物治疗方可缓解。

**症状**

孩子表现为反复发作的喘息、气急、胸闷或咳嗽等症状，常在夜间和（或）清晨发作、加剧。哮喘孩子发作期与缓解期交替，缓解期多数孩子无症状。

**病因**

呼吸道感染可诱发哮喘。另外，过敏也是孩子发生哮喘的一个重要原因。

**预防**

**1. 穿着要适宜**

俗话说"春捂秋冻"。春天要注意保暖，尤其是颈部，要避免受凉感冒以及冷空气刺激呼吸道。秋季气温逐渐变凉，穿戴也要逐步增加，不可一下子穿戴太多。哮喘孩子一般呼吸器官的抵抗力差，要注意保暖，但不是愈暖愈好，因为孩子衣服穿得过多或晚间棉被盖得太厚太热，在汗水捂干的过程中会着凉感冒，也会诱发哮喘。总之，家长应根据孩子的体质状况及温度变化而及时增减衣物。

**2. 出入场所要适宜**

春秋季是呼吸道感染的高发时期，为了避免交叉感染，易感儿童尽量不要去人群聚集的地方，如大卖场、超市、商店、饭店聚会等，对花粉植物过敏者少去花园及植物园，严重过敏者可考虑异地预防。

**3. 外出时间要适宜**

一天当中，中午前后是空气中花粉飘洒浓度较高的时间段，此时应尽量减少外出，刮大风时也要减少外出，避免吸入致敏物。

**4. 居室环境要适宜**

保持温暖、干燥，家居摆设力求简单、洁净，每天要通风，被褥衣物要勤洗勤晒，还要避免拍扬，减少尘螨散落和霉菌的滋生。

**5. 避免接触过敏原**

常见的过敏原有吸入组、食入组以及其他如炎症、情绪诱发等，要尽量找出

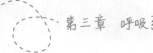

过敏原并避免接触，以减少发病概率。

**6. 适度锻炼增强体质**

推荐游泳、登山、慢跑，坚持进行短时间、适当的运动训练，可以使身体逐步适应运动，肺活量加大，这不仅能使孩子的体质得到增强，减少发病，同时也能使过敏儿童的心理得到支持，从而消除恐惧自卑的心理状态，提高生命活力。

**7. 提高自身免疫功能**

坚持一年四季用冷水擦鼻按摩等，可以提高自身的抗病能力。

**8. 饮食宜忌**

咳喘孩子的饮食适宜清淡、少刺激、少油腻，不宜过饱、过咸、过甜，忌冰饮。已知的过敏食物不能吃，要脱敏后才可少量吃一点。发病时不吃海鲜、虾蟹、鸡、羊肉、辛辣食品等，也应少吃寒性食物。研究发现，凉寒性食物吃太多的人，体内过敏免疫球蛋白的数值会比较高，常见的寒性食物有苦瓜、番茄、猕猴桃、草莓、西瓜、荸荠、墨鱼、河蟹、海带、紫菜、香椿等。还要避免巧克力、奶油等甜腻食品。维生素 C 有预防感冒减少发病的功效，维生素 A 对修复气道上皮组织、维持气道健康有重要意义。枇杷、柚子、梨、莲子、红枣、核桃、银杏、山药、猪肺、萝卜、生姜等，可作为辅助食品，经常食用。

**温馨小贴士：**

**夏季也要防哮喘吗？**

夏季是儿童哮喘缓解的季节，但是近年来夏季孩子发生哮喘的病例有所增加。研究发现，哮喘儿童一旦遇到冷空气、冷风或摄入冷饮或冰冻食品后，就会促使哮喘发作。现在，人们生活水平提高了，多数家庭装上了空调。在炎热的夏季，利用空调，使室外温度与室内温度相差很大，外面赤热炎炎，室内"清凉世界"。当孩子大汗淋漓地由室外进入室内时，顿时觉得凉爽和畅快。但是，对于一个过敏体质的孩子来说，犹如从夏季突然转入深秋季节，上呼吸道受到冷空气的突然袭击，太大的温差使得原本就处于高反应状态的气管、支气管反射性地痉挛，引发咳嗽、气喘。另一方面，在使用空调的房间里，空气得不到彻底更新和流通，空调内存积的病毒、细菌、屋尘和螨虫也可能诱发哮喘。另外，夏天里哮喘的孩子忍不住会进食冷饮或冰冷饮料，这也是一个"过敏"刺激，会引发咳嗽、气喘……可见，"冷"对于哮喘患儿来说是一种过敏原，不论在什么季节都是哮喘的一个重要诱因，只是很多家长只知降温而忽略了夏季里的"过敏"。

夏季，哮喘的孩子主要症状是咳嗽，常在受冷（如吃了冷饮，进入空调房间等）情况下突然发生阵咳。这种咳嗽的特点是"咳三阵"，即清晨醒来咳一阵，晚上临睡前咳一阵，到了半夜醒来还要咳一阵。轻者一阵咳 5～10 声，干咳无痰，有时咳出少许白色泡沫黏痰；重者一阵要咳数分钟或半小时，连续的咳声如"开机关枪"。也有的很像"百日咳"，咳得脸红耳赤，涕泪齐流。更有甚者，咳得连吃下去的胃内容物都呕吐出来。这种咳嗽常常反复出现，孩子并无明显的气喘，肺部听诊也无哮鸣音，不发热，没有呼吸道感染的征象。医学上称为咳嗽变异性哮喘或喘前期病变。

在夏季如何预防哮喘？对家长来说，应该从防"冷"入手。酷暑难当时，空调可以使用，但要注意，室内的温度与室外温度相差不要超过 5℃，不要让孩子正对着空调的出风口。孩子从外面玩得满头大汗地回到家里，情绪仍很兴奋，不要立刻进入空调房间，更不要打开冰箱拿起冷饮就喝，可以让孩子先用干毛巾将身上的汗水擦干，喝一些温开水，待情绪稳定后再享受空调。教育和管理孩子尽量少吃和不吃冷饮。另外，空调房间每日都要彻底清扫，定时开窗换气。如果是大孩子，家长可以在暑假为孩子准备一个袖珍式肺功能监测仪器——峰流速仪，教会他们每日早晨起床和晚上临睡各测定一次。测定后做好每日的记录，这样可以清楚地了解自己的肺功能情况及每日的变化，一旦出现异常变化，及时用药或调整用药，可有效地预防或控制哮喘的发作。

夏季是哮喘敷贴的最好季节，可以去中医医院做冬病夏治敷贴治疗，一般连续治疗 3 年。还可以在专业人员的指导下进行游泳等体育锻炼，增强体质，减少哮喘的发作，让孩子早日康复。

**治疗及家庭护理**

儿童时期是哮喘防治最重要的阶段，若孩子得不到规范化的治疗，会使疾病反复发作，危害一生的健康；相反，在儿童时期，对哮喘孩子进行正确的规范化治疗，可使疾病得到良好的控制。因此，早期诊治是哮喘治疗的关键。

**1. 小儿哮喘的周期调治法**

哮喘的发病与气候季节有一定的关系。一般春秋季节发病较为集中，夏季疾病则处于缓解期，在冬季哮喘的发病也有间歇性缓解期。在缓解期内运用中医药治疗对于预防复发或加重有重要意义，但应及早治疗，即在幼年阶段一有此病就要及时治疗。因幼儿时期五脏功能皆不足，其中以肺、脾、肾三脏更为虚弱。肺虚的小儿平时汗多，不耐寒凉，容易发生反复感冒、支气管炎、肺炎等呼吸道疾病。脾虚的孩子消化功能薄弱，容易出现厌食、消化不良，食物滞留在体内酿成痰湿，还可阻于肺络，这又印证了古人的话"肺为储痰之器，脾为生痰之源"。肾虚的孩子纳气功能不全，咳嗽时间长了容易发生喘鸣。

中医治病根据每个孩子体质的不同，发病情况不一，采用四季周期调治法。即在一年春夏秋冬四个季节中，综合进行治疗。

一般春秋季节气候变化多，早晚温差大，空气中致敏性成分增多，孩子易被外邪侵袭而发病，此时采用驱邪防病的方法，以孩子的体质差异与外界气候的变化相结合，辨证论治，预防哮喘的发病。

入夏后，随着气温逐渐转暖，哮喘的孩子病情得到缓解，内脏功能处于相对正常状态，而此时人体毛孔开泄，较易于外敷药物的吸收，选择夏季进行穴位敷贴治疗，其疗效最佳。有的孩子还兼有慢性感染性病灶，更需抓紧在此季节进行治疗。对于平时汗多、食欲不振、不耐寒凉的孩子则再辅之以中药内服调理，标本兼治，改善体质，使得孩子在秋冬季节来临时，抵抗力增加，不易感染外邪，不发或少发哮喘。

冬季虽然气候寒冷，但气温变化相对较少，可在病情稳定时配制滋养肺脾、补肾纳气的膏方进行调理，激发自身的防病潜力。如此一年四季周期调理，连续规范治疗 3 年，大部分孩子能缓解哮喘的发病。

**2. 家有哮喘儿家长须知**

（1）哮喘是由多种因素引起的过敏性疾病，要尽量找出引起过敏的原因，并设法避免，这是最有效的方法。

（2）哮喘病容易反复发作，因此治疗哮喘的原则在于疾病缓解期采取预防措施，减少发病，而在发病时以控制症状为主。

（3）在家中要保证孩子充分休息，不要过分兴奋和疲劳；居室内空气要流通，禁止吸烟；供给足够的水分，保持精神愉快，消除孩子恐惧心理；避免接触一切可能促成发病的因素。

（4）孩子平时可以进行适当锻炼，如游泳、登山、慢跑等运动。还可吃点中药调理以增强体质，改善肺功能。

（5）发病时，如用了平喘药仍不缓解，呈持续状态，应立即去医院就诊。

---

**温馨小贴士：**

**过敏性哮喘如何防治？**

了解孩子容易过敏的原因是预防哮喘的一个重要途径。

● 环境因素：近年来空气污染渐趋严重，大气污染中的很多污染物时刻刺激着孩子的呼吸器官，使呼吸道过敏的风险增加。同时，过于卫生干净的环境也会使孩子的身体免疫能力得不到训练，体质也会越来越敏感。

● 遗传因素：研究显示，如果父母双方都有过敏史，孩子发生过敏的概率是 60% ~ 80%，即使只有父母一方有过敏史，孩子过敏的概率也有 20% ~ 40%。

● 免疫系统发育不全：人体的免疫系统有免疫保护的方面，也有免疫亢进，免疫忽高忽低，使得孩子容易发生过敏反应。而孩子免疫系统发育不平衡，天生容易往引起过敏的方面倾斜。

长期大量接触过敏原是过敏性疾病反复发作、病情逐年加重的主要原因。因此，查请过敏原，避免接触过敏原是过敏性疾病预防和治疗的关键。

一般，过敏原分为6种：①吸入性过敏原：如尘螨、霉菌、屋尘、狗毛及猫毛、花粉等；②食入性过敏原：包括虾蟹贝等海鲜类、菇类、牛奶、鸡蛋白、花生、黄豆、小麦、坚果、番茄等。③接触性过敏原：如化妆品、外用药等。④感染性过敏原：如细菌、病毒、真菌等感染。⑤接种性过敏原，如青霉素、破伤风血清等。⑥物理因素：如冷空气、冷饮等。

传统的过敏原检测方法多采用皮试法，在孩子前臂内侧皮肤做多点皮肤点刺，近年发现这种方法具有一定的局限性，假阴性和假阳性率较高，偶尔还可诱发严重的局部和全身反应。血清过敏原检测系统具有独特的设计，只需孩子的血清即可检测，比较方便且准确。在近几年的临床检测中，灰尘、尘螨、狗毛、猫毛的阳性率比较高。

孩子一旦明确了对何种物质过敏，是可以通过一些人为的方法来进行预防的。首先应尽量避免与过敏物质接触，同时对于不同类型的过敏物质，可采用针对性的方法进行预防。

（1）吸入性过敏原

吸入性过敏原一般为过敏性疾病的重要过敏原。最佳的预防方法是保持室内清洁，避免用毛绒及羽毛制品，尽量多晒太阳，勿在室内吸烟，室内经常通风，在春暖花开的季节，家长尽量少带过敏孩子到公园游玩。

尘螨是世界范围内最常见的潜在的室内过敏原和诱发哮喘的主要原因。尘螨以人和动物脱落的皮屑为食，主要存活于床垫、衣被、各种绒毯、长毛玩具和沙发类家具中，在阴暗潮湿温热的环境中繁殖很快，孩子可由于吸入尘螨的尸体碎片或分泌物、排泄物而引起强烈过敏，故对于尘螨过敏的孩子，家长首先应尽量避免在家中使用棉絮被或给孩子购买长毛绒的玩具，因为棉絮是螨虫大量滋生的地方，家中可使用蚕丝被或九孔被。在床单、被罩、枕套、毛巾被、棉制内衣等尘螨存活处可适当喷洒低毒杀螨剂，也可用60℃以上的热水烫泡，每周1～2次。对于真菌过敏的孩子，居家环境要求保持干燥清洁，避开潮湿的房间，如地下室、不通风的卫生间等。室内尘土含有大量真菌，可采取一些防尘措施。还应避开真菌易于滋生的地方，如树叶堆、树干近地端、阴暗处或草木茂盛的地方等。对于屋尘过敏的孩子，应尽量保持室内清洁，避免或减少家庭用品聚集灰尘，如有灰尘，应用湿布擦拭。且避免使用地毯及容易积聚灰尘的家具。电风扇及空调，最好1周清洗1次。床单、被褥和枕头应经常洗、晒，但不要在晒床单被褥时拍打扬尘。尽量避大风，在大风天气，孩子应减少外出，或戴上口罩防尘。对猫毛、狗毛过敏的孩子，禁止饲养有毛宠物，并且也应避免带孩子去养有毛宠物的家庭。同时避免接触动物毛制品如地毯、织物羽绒类制品等。对于花粉过敏的孩子，则可尽量避免接触花粉。清晨，空气中花粉含量最低，可在此时晾晒床单被褥。而晴热天气，花粉浓度较高，此时孩子要少去公园等处。刮风时，关闭卧室的窗子以有效防止将花粉带入室内。

（2）食入性过敏原

近年来，牛奶、鸡蛋白过敏者日益增多，与牛奶、鸡蛋的食入量、食入种类增加有关。

对于食物类过敏的孩子，首先应停止食用一段时间后再进行过敏原检测复查，孩子治疗一段时间后还可以进行前后对照检测，以明确过敏控制情况。对过敏的食物还可采用有计划的逐步少量摄入，试探性脱敏，无过敏现象后逐渐增加数量的方法使孩子耐受，久而久之就不会对这种食物过敏。

（3）接触性过敏原

预防的方法是尽量避免接触过敏的物品。

（4）感染性过敏原

预防的方法是尽量避免去人群聚集处，减少受感染的机会；接种或口服预防菌苗，使孩子产生相应的抗体，还可用补肾固表的中药防感染，提高孩子的免疫力治疗。

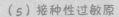
（5）接种性过敏原

预防的方法是对过敏孩子避免使用以上药物，如必须使用，应严格规范地进行皮肤试验。

（6）物理因素

预防的方法不难，主要为防寒保暖，当冷空气来临时要及时给孩子添衣，空调房间温度不宜过低，尽量不要给孩子吃冷饮。

中医药治疗过敏性疾病有疗效好、疗效持续时间较长的特点。

用药方法有：

● 益肺固表：遇冷空气就打喷嚏、流清涕，是肺卫气虚不能抵御外邪所致，治疗要以补肺为主，增强卫外功能。选用中药黄芪、防风、白术等治疗。

● 健脾补气：脾为后天之本，气血生化之源，平时纳呆、多痰孩子可选用异功散、六君子汤等健脾补气，能使气血充盈，增强抗病能力。

● 调和营卫：过敏性疾病，常同时伴有腠理开合失常，自汗、盗汗。治疗以调和营卫为主，选用桂枝汤加味治疗。

● 补肾固表：肾为先天之本，主藏精，肾气不足，肾不纳气，易出现喘息；肾精不固，抗病能力低，易反复发作此类疾病。所以哮喘孩子在缓解期要及时补肾固表，常用经验养肺汤加补骨脂、菟丝子、冬虫夏草等调理肺肾，在冬季服用效果最好。

● 急则治其标，缓则治其本：过敏性疾病，如支气管哮喘、过敏性鼻炎，发作期治疗以散风、抗敏、通窍为主；在病情缓解期，主要以益肺健脾补肾调理为主。

● 选用具有脱敏作用的中药：过敏性疾病常表现出"痒"，如鼻痒、咽痒、上腭痒，或表现为痉挛，如支气管痉挛、喉痉挛等。可选用牡丹皮、蝉衣、地龙等有一定脱敏作用的中药服用。

● 提高自身免疫功能：在三伏天进行冬病夏治敷贴治疗，对于改善过敏体质也是一个不错的选择。

## 中医来支招——食疗方

哮喘一年四季都可发病，发作时除有咳嗽以外，喉中痰鸣还伴有喘息、胸闷等症状，一部分孩子突然在夜间憋气，喘息加重而不能平卧。严重者可有呼吸困难，烦躁哭闹，张口抬肩，大汗淋漓等表现。如果治疗不及时或经常反复发作，日久可使心脏受累，肺脏呼吸功能减退，甚至危及生命，所以对哮喘病一定要引起高度重视，积极治疗。以下介绍分期辨证的食疗方，以供参考。

**1. 哮喘发作期**

（1）麻黄豆腐汤：麻黄9克、豆腐125克。将麻黄放在豆腐上，置碗中，加冰糖15克，隔水蒸20分钟，喝汤，分3次服用。有宣肺止喘功效。

（2）苏子粥：苏子30克（捣成泥）、陈皮10克、粳米50克、红糖适量。将上述材料加水煮粥，每日早晚加热服用。有降气化痰作用。

（3）白果杏仁生姜粥：白果10克、杏仁10克、生姜3克、大米100克、冰糖适量。将大米淘洗干净入锅，加水适量，煮至粥五成熟时，加入白果、杏仁、生姜，再煮至粥熟，调入适量冰糖即成。可达温肺平喘之功。

**2. 哮喘缓解期**

（1）虫草老鸭汤：老鸭1只（500克）、虫草5根（3克左右）、葱姜酒盐适量。将老鸭洗净，填入虫草、葱姜调料，加水适量上锅，隔水小火蒸2小时，分次连服7日，具有滋补肺肾作用。一般每年冬季和夏季服用各1次即可。

（2）山药八宝粥：山药、黄芪、茯苓、莲子、薏米、红小豆、红枣各10克，粳米100克，冰糖少量。先将黄芪、茯苓水煎取汁，放入山药、莲子、薏米、红小豆、红枣、粳米，煮成稀粥，粥熟时加冰糖适量即成。可健脾补肺。

## 专家点评

（1）孩子过敏体质，首先要检查过敏原。因过敏性哮喘的主动预防比治疗更重要。

（2）小儿哮喘是慢性顽固性疾病，"喘有宿根"，宿饮留伏体内不是一朝一夕能去除的，要坚持规范治疗，逐步减少发病。

（3）推荐冬病夏治敷贴治疗和冬天的膏方调理，这有益于哮喘孩子的体质改善。

（4）加强饮食营养，合理忌口，多喝开水，增加机体抵抗力，少去人群密集的场合，减少因呼吸道感染诱发哮喘的发病。

（5）家长的情绪对孩子的病情有很大的影响。父母的言语无形中给孩子造成了很大的压力，让孩子也变得紧张，而过度紧张也会诱发哮喘，且发作后不容易缓解。所以家长要坦然面对，让孩子像其他小朋友一样过正常生活，避免心情紧张，对哮喘的防治有积极作用。

（6）虽然运动是哮喘发作的一个危险因素，但绝非禁忌。运动可以提高孩子的身体素质，适当的体育锻炼有利于孩子的康复，如游泳、登山等。

（7）咳嗽变异性哮喘孩子无喘息，仅有咳嗽，容易误诊。如果家长发现孩子的咳嗽反复不好，夜间较重，需前往医院就诊，不要盲目不断给孩子服用咳嗽药水和抗生素。

# 第六节　鼻炎

很多孩子经常会有鼻塞、打喷嚏、流鼻涕，和感冒的症状非常相似，家长往往会认为孩子是感冒了，殊不知是鼻炎在作怪。儿童时期机体各器官的形态发育和生理功能的不完善，造成儿童抵抗力和对外界环境适应力较差，因此孩子更容易发生鼻炎。

症状

不同类型的鼻炎，症状也有所不同。

（1）急性鼻炎：起病时有轻度恶寒发热，全身不适，鼻咽部灼热感，鼻内发干、发痒、打喷嚏。1～2日后渐有鼻塞，流大量清水样鼻涕，嗅觉减退，头痛。3～4日后因继发感染，分泌物转为黄脓鼻涕不易擤出，鼻塞更重。如无并发症，1周左右恢复正常。

（2）慢性鼻炎：以鼻塞、嗅觉失灵为特征。慢性单纯性鼻炎白天活动时鼻塞减轻，而夜间、静坐时鼻塞加重。侧卧时，居下侧之鼻腔阻塞，上侧鼻腔通气良好，当卧向另一侧后，鼻塞又出现于另侧鼻腔。鼻涕呈黏液性，常伴头痛、头昏、嗅觉减退等。慢性肥厚性鼻炎多为持续性鼻塞，鼻涕呈黏液性或黏液脓性，可出现耳鸣、听力减退、头痛、失眠、精神萎靡等。

（3）过敏性鼻炎：小儿鼻炎大多数是过敏性的，症状就是鼻塞、遇到冷空气打喷嚏、流清鼻涕、鼻涕倒流、记忆力减退，嗅觉差。许多孩子还可伴有鼻子痒、眼睛痒和流眼泪，表现为反复搓鼻子（抠鼻子）和揉眼睛，称为过敏性鼻眼结膜炎。小儿过敏性鼻炎是指孩子对尘螨、真菌、冷空气、花粉以及食物（鸡蛋、鱼虾）、细菌感染（比如细菌上的菌体、毒素）等产生的鼻黏膜的过敏反应，是常见的一种慢性鼻黏膜充血的反应。

温馨小贴士：

过敏性鼻炎对孩子的危害大吗？

孩子患过敏性鼻炎虽没有哮喘等症那么严重，但它的危害爸爸妈妈也不容忽视——

● 影响孩子的正常生物钟。过敏性鼻炎每年有固定发病的季节。有过敏性鼻炎的孩子睡眠时常常鼻痒，会出现搓鼻子、挠耳朵等动作而影响睡眠。长此以往，导致正常的生物钟紊乱，严重者还会对生理各方面造成影响。

●影响孩子的面容。过敏性鼻炎会使鼻腔堵塞，必须经常用口呼吸，孩子的上颌骨就会发育不良，颧骨变小，影响孩子的面容。

●诱发其他疾病。鼻腔作为人体呼吸的第一道屏障，可以有效地抵御过滤外界病毒，过敏性鼻炎的发作，使其功能减弱，进而病菌进入体内各器官，引起病变。过敏性鼻炎也有鼻塞、流涕、鼻痒、打喷嚏、青眼窝等症状。如果不能及时治疗，过敏性鼻炎发展到严重后，就会产生很多并发症，如鼻窦炎、中耳炎、支气管哮喘等。

**预防**

（1）平时注意鼻腔卫生。

（2）注意擤鼻涕方法，鼻塞多涕者，宜按塞一侧鼻孔，稍稍用力外擤，之后交替而擤。

（3）游泳时姿势要正确，尽量做到头露出水面。

（4）保持性情开朗，精神上避免刺激。同时注意不要过劳。

（5）严禁油腻辛辣食物，多饮水，多食蔬菜，保持大便通畅。

（6）平时可常做鼻部按摩。

（7）尽量少吃冰凉的食物（如冰激凌、冰镇饮料等）。

（8）冬季可选择加湿器，避免室内空气过于干燥而引发的鼻腔不适症状。

**中医来支招**

**食疗方**

（1）辛夷花煲鸡蛋：辛夷花10克，熟鸡蛋1～2个，加水适量同煲15分钟，去蛋壳，再煮片刻，饮汤吃蛋，常服有效。

（2）苍耳子煲瘦肉：苍耳子 12 克，猪瘦肉 50 克，加水适量，煮 60 分钟，食盐调味，食肉饮汤，常服有效。也可用苍耳子根 30 克代苍耳子。

（3）红枣煲苍耳子：红枣 6 枚，苍耳子 10 克，清水适量同煲 30 分钟，取汁服，每日 1 次，7 日为 1 个疗程。

### 小偏方

（1）苍耳子 30 ～ 40 个，轻轻捶破，放入小锅内，加入麻油 50 克，文火煎炸苍耳子，待苍耳子炸枯时，滤取药油装入清洁瓶内备用。用时以消毒小棉球蘸药油少许涂于鼻腔内，每日 2 ～ 3 次，2 周为 1 个疗程。

注：药油涂入鼻腔时，应尽量涂进鼻腔深部。使用本法应持之以恒，尽量不要间断，治愈为止。

（2）孩儿茶适量，研为细末，吹鼻，每日 3 次。具有清热化痰、消肿排脓之功效。主治鼻窦炎流脓者。

（3）蜂巢 1 片，经常嚼食之，10 分钟左右吐渣，每日 3 次。主治过敏性鼻炎、鼻窦炎。

### 推拿疗法

**1. 推擦印堂穴（图 3-7）**

位置：印堂穴在两侧眉头中间。

手法：孩子坐位或仰卧，家长以拇指推擦其印堂穴 1 分钟。

**2. 按揉迎香穴（图 3-8）**

位置：迎香穴在鼻翼两侧的鼻唇沟中。

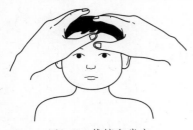

图3-7 推擦印堂穴

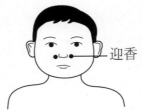
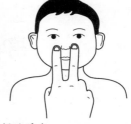

图3-8 按揉迎香穴

手法：以指肚按揉迎香穴 1 ~ 3 分钟。

**3. 快速搓擦鼻两侧**

手法：以中指指腹在鼻两侧快速搓擦 1 ~ 3 分钟，使局部产生灼热感为度。

**4. 掐揉合谷穴（参见 p.57 图 2-1）**

位置：两手虎口相对时，手背上拇指指端对应处即合谷穴。

手法：掐揉双侧合谷穴，各 1 分钟。

**专家点评**

家长要学会为小儿擤鼻涕的正确方法。一般人习惯用手绢或纸巾捏着孩子的双鼻孔擤鼻涕，这样会造成鼻涕倒流进鼻窦，使细菌感染鼻窦，患上鼻窦炎。正确的方法是：分别堵住一侧鼻孔，一个一个地把鼻涕擤干净。鼻腔分泌物较多时，可先用生理盐水洗鼻。

孩子患有鼻炎比成人患鼻炎的危害大，但若能及时治疗，孩子往往比成人治愈快。孩子一旦患有鼻炎，可导致鼻腔狭窄而影响通气，进而导致氧气吸入受阻引起血氧饱和度下降，使全身各组织器官不同程度缺氧，出现记忆力减退、智力下降、周期性头痛、头昏、视力下降、学习成绩下滑等症状表现，长期张口呼吸不仅会因为空气刺激咽腔导致咽炎，还会使孩子形成面部畸形，医学上俗称"鼻炎面容"。因此，小儿鼻炎一定要引起广大家长的重视，及早带孩子去医院治疗。

# 第七节　鼻衄（鼻出血）

在日常生活中，孩子鼻出血很常见，原因也很多，所以孩子在鼻出血时一定要分清是哪种情况，不要盲目用药，如有需要去医院，可让五官科医生全面检查一下，然后进行针对性的治疗。

## 病因

### 1. 挖鼻

严格说挖鼻也应列入外伤范围。孩子出于好奇和难受，常常喜欢用手指在鼻腔内盲目掏挖，这是一个既不卫生、又易引起鼻腔局部黏膜出血的不良习惯。一般挖鼻的部位是在鼻中隔前下方，而这个部位的血管很多，许多微小血管在此交织成丛网状，犹似蜘蛛网，血管既表浅又很细，部位就在鼻腔口，只要用手一挖，就能挖破血管。孩子鼻子出血的部位有 90% 以上是在这里。这是孩子流鼻血最常见的原因之一，家长一定要帮孩子改掉这一习惯。

### 2. 鼻炎

对于孩子鼻出血，我们还要注意的就是鼻炎、副鼻窦炎。一旦发生炎症，鼻腔或鼻旁窦内的黏膜发生充血、肿胀，就会不时有黏脓性鼻涕排出，在脓性鼻涕的刺激下，黏膜下的血管也会发生出血。

### 3. 急性发热性疾病

孩子常常会发生一些起病急、发热高的疾病，尤其是上呼吸道感染更为多见。当发生高热时，全身的皮肤黏膜血管发生充血、肿胀，鼻黏膜同样发生这种病理变化，鼻黏膜急性充血、肿胀更容易造成破裂出血，因为鼻腔黏膜血管表浅，一旦重度发热，再加上用力擤鼻涕的外力作用下，黏膜下血管就会破裂出血。

### 4. 鼻腔异物

有时，孩子由于嬉戏好玩，喜欢将一些细小物体塞在鼻腔内，如花生仁、瓜子、果核、黄豆、塑料纸、金属小玩具等。一旦这些物体塞入鼻内，成为异物，孩子自己取不出来，又不敢声张，时间一长，便被遗忘而留在鼻腔内。有的异物在鼻腔内遇水膨胀、发霉，引起鼻腔黏膜感染、糜烂而出血，有时在异物的不良刺激下，鼻黏膜也会引起外伤性出血。

**5. 血液性疾病**

有些血液病，如白血病、血友病、血小板减少性紫癜、再生障碍性贫血等，可直接造成孩子鼻出血，而且会反复、大量出血。

**6. 外伤**

鼻子是暴露在体表的一个器官，一旦发生外伤，如打击伤、跌伤，鼻子自然首当其冲。在剧烈外伤的冲击下，黏膜下的血管就会破裂、出血。

### 预防

**1. 滋润鼻腔**

当孩子鼻腔干燥时，可用液状石蜡、甘油滴鼻，或用棉团蘸净水擦拭鼻腔。

**2. 控制剧烈活动，避免鼻外伤**

孩子鼻出血除了鼻腔局部炎症所致以外，剧烈活动也会使鼻黏膜血管扩张，或者导致鼻腔发痒。

**3. 注意饮食**

秋天空气干燥，饮食上应少吃煎炸肥腻食物，多吃新鲜蔬果，并注意补充水分。

**4. 预防呼吸道疾病**

如果孩子患了呼吸道疾病，容易导致鼻黏膜血管充血肿胀，甚至造成毛细血管破裂出血。因此，预防鼻出血，呼吸道疾病也不可忽视。

**5. 养成良好生活习惯**

孩子抠挖鼻腔也容易引起鼻出血。所以勤给孩子剪指甲，剪短后把指甲的边缘磨平，同时让孩子养成良好的生活习惯，不要随意抠挖鼻孔。

### 治疗及家庭护理

如果孩子忽然鼻出血，爸爸妈妈也千万不要慌。病情重者应立即带孩子上医院，轻者可自行处理。

（1）少量出血时，可让孩子仰头坐于椅子上，用拇指和食指紧捏双侧鼻翼5～10分钟，这样就能压迫鼻中隔前部的出血点，同时让孩子抬头并张口呼吸，以减轻鼻充血而有利于止血，用此种指压法常能达到止血目的。

（2）出血量比较多时，让孩子的头部保持正常直立或稍微向前倾的姿势，不可仰头。如此才可以使已经流出的血液顺利地排出鼻孔外，以避免鼻血留在鼻腔内干扰呼吸。同时可采用鼻腔填塞法。方法：取医用脱脂棉或干净的普通棉花、纱布或吸水性较好的软纸，用清水或植物油浸湿，然后用筷子将湿棉花慢慢填入鼻腔，使之压迫出血点。鼻出血停止后不要马上取出填塞物，须观察3～4小时后再轻轻取出。

（3）止血期间，可以冰敷鼻根及鼻头5～10分钟，以帮助鼻腔血管收缩，达到止血的效果。

（4）待血止住后，可以带孩子至耳鼻喉科查明出血的位置及原因。若小朋友出血的位置是在鼻腔的后处，较不易处理，需查明原因以防止再次出血。

孩子鼻出血，平日里的饮食宜忌也不可忽视。

（1）鼻出血属实热或阴虚者，当选用性偏寒凉之食物。蔬菜水果之性凉者，多利于止血，如鲜藕、荠菜、白菜、丝瓜、芥菜、空心菜、黄花菜、西瓜、梨、荸荠、甘蔗等。同时要十分重视补充对止血有利的维生素A、维生素E和维生素C等。

（2）鼻出血属无明显热象之虚证者，饮食以偏凉或平性为好，忌用温补，在出血期间饮食不宜过热，应放至温凉后才进食。

（3）禁食一切辛、辣、煎、炸及酒等刺激物，虾、蟹、鸡等也应少食。

（4）保持大便通畅，适量多进食富含粗纤维和水分的食物，同时，要在日常餐饮中补充足够量的植物油脂类食品，如可常服食黑芝麻、香蕉、蜂蜜等。

（5）多吃点含铁食品。含铁多的食物包括动物中的肝、瘦肉、鱼、血、蛋黄等，植物中的黑木耳、大豆、小米及海产中的海带、紫菜等。

**中医来支招——食疗方**

易发生鼻出血的孩子，还可选用以下中药食疗方，以促进痊愈和巩固疗效。

（1）鲫鱼石膏煲豆腐：鲫鱼 1 条约 150 克、豆腐 200 克、生石膏 30 克。将鱼宰好洗净后，与豆腐、石膏同放入锅内，加水适量煲 1 小时，以盐调味即可食用。孩子可只饮汤不吃渣，以防鱼骨鲠喉。有清肺热、降胃火、止鼻血的功效。

（2）鲜藕汁饮：鲜藕 300 克洗净，磨烂挤汁 50 ～ 100 毫升。每次 50 毫升，用少量白糖调匀、炖滚后服。可清热解暑，凉血止血。

（3）黄花菜瘦肉汤：黄花菜 30 克（干品，浸泡洗净），瘦猪肉 100 克，蜜枣 2 枚，同入锅内，加水适量慢火炖 1 小时，以盐调味后食用。有清热平肝、润燥、止鼻血之效。

**专家点评**

（1）小儿鼻出血只要经过五官科检查没有异常，并排除血液疾病，则大多数鼻出血是由于不良的生活习惯（如挖鼻）和呼吸道疾病引起，去除诱因后，出血大多数可以停止。

（2）过敏性鼻炎孩子因鼻痒揉鼻造成鼻黏膜破裂出血，要先治疗鼻炎。

（3）鼻出血反复发病时，其饮食要清淡，不吃油炸、辛辣食品，冬天空调房间要用加湿器，避免空气过分干燥，引发鼻出血。

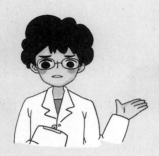

# 第四章
# 消化系统疾病

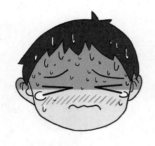

急诊关键词：腹痛伴呕吐4小时，肠套叠
急诊小患儿：乐乐（1岁，男孩）

孩子晚餐后突然出现腹痛，全身冷汗，不停地哭，吃的东西都吐出来了。

医生：肚子疼有多长时间了？

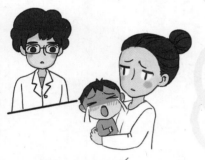

家长：从吃好晚饭到现在，已经4个小时了，孩子手按肚子，不停地哭，不让我们碰肚子。还吐了几次。会不会是吃坏东西了？我们自己烧的饭，应该卫生没什么问题。

医生：吐的是什么东西？

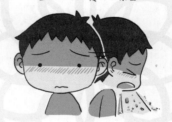

家长：就是晚饭吃的东西。

医生：孩子大便有吗？有没有血？

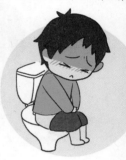

家长：大便有过一次，好像有点血，不是很明显。

医生：快点，先去查个血常规，大便常规，再做个B超，拍个腹部X线片，做完拿报告给我看。

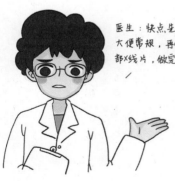

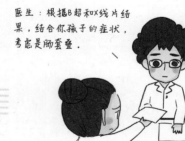

医生：根据B超和X线片结果，结合你孩子的症状，考虑是肠套叠。

家长：医生，报告了，你快看看。

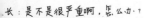
长：是不是很严重啊，怎么办？

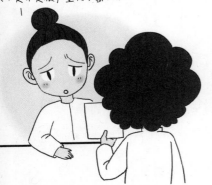

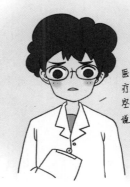

医生：这个是急症，要马上治疗。根据你孩子的情况，要先空气灌肠复位，看看情况再说，这个病重了要做手术的。

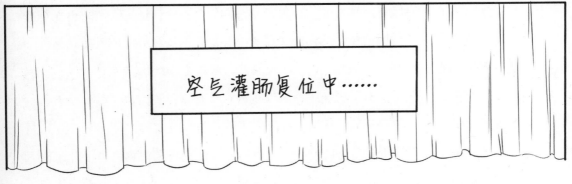

空气灌肠复位中……

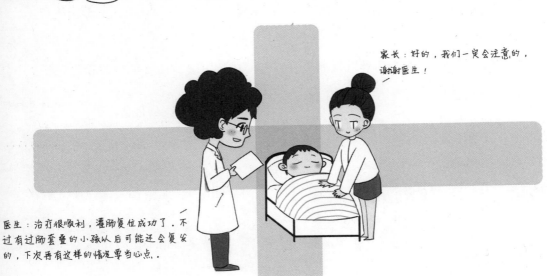

家长：好的，我们一定会注意的，谢谢医生！

医生：治疗很顺利，灌肠复位成功了。不过有过肠套叠的小孩以后可能还会复发的，下次再有这样的情况要当心点。

111

# 第一节 鹅口疮

孩子口内长出像白色奶粉渣滓的东西，用力擦拭也擦不掉。此类孩子患的是念珠菌性口腔炎，即"鹅口疮"。鹅口疮是一种由白色念珠菌等真菌引起的口腔黏膜的炎症，又称"雪口病"，任何年龄都可发，但2岁以内最多见。鹅口疮一年四季都可以发生，冬天食用蔬菜较少，发病率相对较高。

## 症状

病初可见口腔黏膜充血和发红，有大量散在的似白雪样、针尖大小的柔软小斑点，不久即相互融合为白色斑片，像奶凝块一样，若不及时治疗，可铺满整个口腔黏膜，甚至弥漫咽喉，壅塞气道或波及鼻孔，出现全身症状。

病情较轻时，孩子没有明显痛感，或仅在进食时有痛苦表情，严重时孩子会因疼痛而烦躁不安、胃口不佳、啼哭、哺乳困难或伴有轻度发热。

病情更重的孩子病变会蔓延至食管、支气管，引起念珠菌性食管炎或肺念珠菌病，出现呼吸、吞咽困难，少数孩子可并发慢性黏膜皮肤念珠菌病，影响终身免疫功能。

婴幼儿鹅口疮还会导致肛周病变，在肛门周围可见有边界清晰的暗红色斑片，孩子会觉得肛门周围有轻度痒感。

本病进一步发展会继发其他细菌感染，造成败血症。

**温馨小贴士：**

如何分辨鹅口疮与吃奶留下的奶斑？

可用棉签擦拭，如能擦掉则为奶斑，擦不掉则为鹅口疮。

**病因**

鹅口疮的致病菌为白色念珠菌，此菌可在健康人的皮肤、肠道、阴道寄生。

抵抗力较强的孩子即使接触了白色念珠菌也未必会患鹅口疮，即使患了鹅口疮，范围也较局限，不易反复。抵抗力差的孩子感染较重，容易扩散引起严重感染，且症状反复难愈。

长期服用抗生素和激素也会导致孩子局部菌群失调，造成念珠菌感染。

此外，中医认为鹅口疮与胎内胎外饮食热毒之气有关。

**预防**

**1. 切断白色念珠菌的传播途径**

白色念珠菌可来自产妇阴道，因此准妈妈如果想顺产，产前检查出有阴道霉菌病，应当在产前积极治疗，切断传染途径。

孩子出生后，在哺乳期的母亲在喂奶前应先洗手，并用温水清洗乳头，平时应经常洗澡，换内衣，剪指甲，每次接触孩子之前都要先洗手。如果使用奶瓶喂奶，每次奶瓶、奶嘴使用前都要经过沸水消毒，时间为30分钟。每次喂奶后应再给宝宝喂几口温开水，可冲去留在口腔内的奶汁，这样念珠菌就不易生长了。

添加辅食后，孩子进食的餐具应当在清洗干净后再蒸10～15分钟，以达到消毒的目的，且尽量与家长的餐具分开摆放。

孩子的洗漱用品也应与家长分开放置。洗漱用具宜放在通风处，尽量保持干燥，定期消毒。尿布需严格消毒，如使用一次性尿片，也需注意尿片的保质期以及使用前有无被污染。对于孩子使用的被褥要定期拆洗、晾晒。玩具也要定时清洗。

在给孩子哺乳、喂食、洗漱、换尿布、递玩具、抚摸孩子时都要先洗手。

较大的孩子会在幼儿园过集体生活，家长和老师均应注意孩子的用具一定要与其他孩子分开，不可混用。

**2. 增强孩子的抵抗力**

有意识地让孩子经常进行户外活动，以增加机体的抵抗力。督促孩子养成规律的生活习惯，保证充足的睡眠，以提高免疫力。

**3. 合理使用药物**

不盲目使用抗生素，确实需要时，严格遵医嘱服用，不擅自延长用药时间。使用吸入性激素等药物时一定要在使用后漱口，减少念珠菌感染的机会。部分疾病如根据病情确实需要长时间使用激素或抗生素时，要注意孩子口腔是否有白色斑片产生。如有需要可配合服用妈咪爱、培菲康等药物调节口腔菌群，预防鹅口疮。如观察到孩子有进食痛苦或口腔疼痛等症状，应考虑此病。一旦出现口腔白斑，需到医生处询问如何处理以及是否要继续服用抗生素等治疗药物。

**4. 合理饮食**

妈妈应在怀孕期间少食辛辣燥热之物，以免饮食热毒之气影响胎儿，积热于心脾，发为鹅口疮。孩子出生后应注意饮食的调理，婴儿可适当服用果汁，幼儿应多吃蔬菜水果，少吃热性食物，避免感受热毒之邪。

**治疗及家庭护理**

有些家长发现孩子口腔里长出白色絮状物时，喜欢用手或布擦洗口腔，这样做是没有用的，白斑过几天又会重新长出来。要治好孩子的鹅口疮，就必须做到切断念珠菌的再次感染和抑制局部念珠菌的生长。

**1. 注意喂养卫生**

进行母乳喂养的妈妈在喂奶前应用 0.9% 的生理盐水擦拭乳头，保持乳头清洁。妈妈要控制自己的喂奶时间和喂奶次数，每次喂奶时间都不要超过 20 分钟，每日的喂奶次数最好不要超过 8 次，不宜喂奶过饱。如果孩子食量较大，可以适当调整或请专家指导，同时还要观察孩子口腔黏膜及舌面白屑的增减及吮乳情况。很多妈妈都喜欢让孩子含着奶头入睡，这种习惯对鹅口疮孩子也是不利的，妈妈需改正此不良习惯，减轻孩子嘴的负担。同时避免使用安抚奶嘴。乳母还应注意哺乳期饮食，以清淡为主，忌辛辣、酒类刺激性食品。孩子的奶具在患鹅口疮期间必须严格用沸水消毒，其余接触物品也应增加消毒次数，避免重复感染。

**2. 用药物清洗口腔**

由于弱碱环境不利于真菌生长，故可用2% ～ 5%的苏打水清洗口腔。或者使用1%甘油或中药冰硼散涂口腔均有疗效。最有效的方法是，用每毫升含制霉菌素5万～10万单位的液体涂局部，每日3次即可。

孩子口唇黏膜色红、黏膜内见散在白斑、发热、口臭等症状符合中医湿热证，可选用清热解毒利湿的药物局部外擦。如用1：3银花甘草液擦洗口腔，每日3～4次，局部溃破可外涂适量冰硼散或1%龙胆紫。

不论使用何种药物，施药之后，孩子均不能立即吃奶或喝水，以免药物被冲淡。因此最好在吃奶或喝水以后再施以药物。

家长可通过观察孩子口腔白斑的多少判定孩子疾病发展的趋势。但不论孩子口腔白斑有无好转，家长必须坚持使用药物口腔清洗和口服，避免治疗不彻底而复发。

**3. 口服药物**

可适量补充维生素C、维生素B2，也可用妈咪爱、培菲康、金双歧等药物调节菌群，有利于局部黏膜恢复。

**4. 饮食调理**

孩子患病时期的饮食宜清淡，忌食过酸、过咸及刺激性食物，以免刺激口腔局部加重疼痛。且此类食物易生湿热，不利于病情恢复。患病期间孩子进食痛苦，注意鼓励孩子多饮水，给予流质或半流质饮食，如牛奶、蛋羹、麦片等；孩子因为疼痛不愿吃东西、不肯吸吮时，应耐心用小匙慢慢喂奶，不能因病而停止喂奶，必须保证孩子的营养。

### 5. 细心观察孩子情况

如果孩子发热，要定时测量体温，给予物理降温，喂服淡盐水或温开水。部分孩子症状不重，经家庭护理可自行愈合，无须前往医院治疗。若使用以上方法治疗 5 ～ 7 日后仍未改善，或鹅口疮情况越来越严重，或见孩子口腔局部疼痛明显、拒食、烦躁、口臭、流涎、便秘，口腔黏膜上的乳凝块样物向咽部以下蔓延，甚至出现吞咽、呼吸困难及其他全身症状时，应及时送往医院处理。若孩子超过 1 岁仍反复发生鹅口疮，应注意孩子免疫功能是否低下，可前往医院就诊，选择口服中药调理。

### 中医来支招——食疗方

患鹅口疮的孩子，除症状严重的需送医诊治，一般症状轻微的只需家长精心护理即可治愈。以下治疗鹅口疮的中医小偏方中大多食材为药食两用之物，口味较好，可与治疗药物配合使用，以促进孩子恢复。

（1）丝瓜叶：鲜丝瓜叶洗净捣烂如泥，取其适量汁，徐徐喂入，使其口舌黏膜均含有该药汁，再用少量锡类散涂于口舌。

（2）生姜蜜汁：取蜂蜜 30 毫升，生姜汁 10 毫升，混匀后涂在患处，每日 2 ～ 3 次。

（3）甘草：每日用甘草煎水拭孩子口腔，并少量吞下即可。

（4）荸荠：将荸荠洗净削去皮捣碎，加入水和冰糖后，放搪瓷锅里煮熟后晾温饮用。

### 专家点评

（1）鹅口疮表现：口腔里有白色"奶凝块"，口唇舌面都有，用棉签擦不掉。

（2）注意口腔卫生，尤其是长期服用抗生素和激素的孩子，要注意自身的免疫力。

（3）董廷瑶老先生诊治小儿鹅口疮时，常嘱咐家长用消毒纱布或棉球蘸绿茶水轻轻擦孩子口腔舌面，然后涂上冰硼散，每日 1 ～ 2 次。

# 第二节 口疮

小儿口疮是常见病，可由细菌病毒感染、外伤等多种原因造成唇、舌、口腔黏膜发生病变，造成孩子进食吃奶不畅。"口疮"是中医的病名，"口炎"、"口角炎"、"口腔溃疡"、"疱疹性口炎"、"溃疡性口炎"等多个疾病都可归为"口疮"范畴。另外，真菌也可使孩子口腔出现类似的感染表现，此病归属于"鹅口疮"的范畴，可参考本章第一节。

**症状**

"溃疡性口炎"在口腔各部位均可发生，常见于唇内、舌及颊黏膜等处，可蔓延到唇和咽喉部。口腔黏膜色红充血，伴有大小不等的灰白色溃疡，边界清楚，易于擦去，擦后可见溢血的糜烂面，不久又重新变为白色。孩子十分疼痛，流涎不止，烦躁不安，拒绝进食，常伴有发热，体温可达 39℃ ~ 40℃，常伴有颈部淋巴结肿大。全身症状轻的孩子可在 1 周左右体温恢复正常，溃疡逐渐痊愈，症状严重的应当及时送医院就诊。

"疱疹性口炎"发热明显，起病时体温即可达 38℃ ~ 40℃，1 ~ 2 日后，各部位口腔黏膜以及舌、齿龈均可出现单个或成簇的小疱疹，疱疹小而透亮，直径 2 ~ 3 毫米，周围有红晕，家长通过电筒照射可以看见。疱疹会迅速破溃形成溃疡，溃疡表面有黄白色纤维素性分泌物覆盖，多个溃疡还可融合成不规则的大溃疡，孩子口内有较多黄白色斑片，大小不一，形状不规则，早期还可见疱疹和溃疡同时存在。严重的孩子疱疹和溃疡会累及上腭、咽部、口角、口唇。这些疱疹使孩子剧烈疼痛、拒食、流涎、烦躁，细心的家长可触及颌下淋巴结肿大压痛。孩子体温可在 3 ~ 5 日后恢复正常，病程 1 ~ 2 周。局部淋巴结肿大可持续 2 ~ 3 周。

117

**病因**

口疮可由细菌或病毒感染所致。健康孩子的口腔内本就存在着许多致病菌和非致病菌。一旦孩子抵抗力减弱，就可发生口腔局部炎症、溃疡。"溃疡性口炎"由细菌感染引起。"疱疹性口炎"多见于 5 岁以下的孩子，由病毒感染引起。

孩子吃过热、过硬的食物，家长擦洗孩子口腔时用力过大等，引起口腔黏膜损伤，继而发炎、溃烂，会引起口疮。

临床观察发现，孩子在腹泻、营养不良、久病体弱等情况下，如果家长护理时不注意孩子口腔卫生或用力过猛损伤孩子口腔黏膜，也可增加细菌、病毒感染的概率。

孩子上呼吸道受感染、发热、口腔不清洁、口腔黏膜干燥等都可引起口疮。

口疮的发生还与缺乏维生素 B1、维生素 B2、维生素 C、维生素 E 有关。

此外，中医认为口疮的发生与心脾积热有关。孩子过食高热量食物或天气干燥，都容易引起心脾积热，热气冲出体内，熏发到口舌而引起口疮。而体质差的孩子，常表现为虚证。根据不同表现情况可分为以下三个证型：①风热乘脾：以口颊、上颚、齿龈、口角溃烂为主，甚则满口糜烂，周围焮红，疼痛拒食，烦躁不安，口臭，口水多，小便量少色黄，大便秘结，或有发热，舌红苔薄黄。②心火上炎：舌边溃烂，色红疼痛，饮食困难，心烦不安，口干，小便少，舌尖红。③虚火上浮：口腔溃烂，周围色不红或微红，疼痛轻，反复发作或迁延不愈，神疲乏力，两颧红，口干不渴，舌红苔少或花剥。

**预防**

**1. 合理饮食**

经常长口疮的孩子体内往往缺乏维生素 B1、维生素 B2、维生素 C、维生素 E。所以平时要教育孩子不偏食，不挑食。有意识地让孩子多吃一些富含维生素，尤其是维生素 B1、维生素 B2 的食物，如绿色蔬菜、糙米、番茄等。水果也能补充水分和维生素，也应当多吃。刺激性的食物如辣椒、葱、蒜则要忌食，以免刺激溃疡疼痛和加重病情。尽量少吃笋类（冬笋、毛笋、笋干）、腌制品（咸鱼、咸肉、咸菜）、柿子和蟹类等，此类食物也可使孩子口疮加重。可多喝绿豆薏米汤败火去毒，调节身体的机能。部分孩子在口疮的同时伴有口臭、便秘，可多吃通便食物，并多饮水，保证排便通畅。

**2. 调整烹饪方法**

食材加工得尽量绵软一些，若是太硬，一是难以消化，二是对口腔黏膜的摩擦也会加剧。做饭时注意防止维生素流失，如淘米不要过度，蔬菜要先洗后切，切后尽快下锅烧。

**3. 调整孩子作息习惯**

口疮的发生与孩子免疫力低下有关，所以家长应控制孩子玩耍和学习的时间，督促幼儿按时入睡，保证睡眠质量。较大的孩子还应学会调节情绪，放松心情，避免过度紧张。家长还应有意识地激发孩子兴趣，指导孩子坚持体育锻炼，增强体质。

**4. 保持良好的口腔卫生**

家长应让孩子养成早晚刷牙、进食后即刻擦嘴、漱口的良好习惯。漱口时，可用温开水、生理盐水，也可用药物漱口液，减少口腔细菌，防止因食物残渣加重继发感染。给孩子选择毛质柔软的牙刷，嘱咐孩子刷牙时动作要轻柔，以防损伤牙周引发口腔炎症。家长还应留意孩子的口疮是否发生在更换新牙膏以后，部分口疮可由牙膏过敏引起。注意避免让孩子使用含氟牙膏。有急性感染时还应注意清洗口腔，减少口腔局部感染的机会。如孩子已有口疮或口疮反复，应当注意奶瓶、奶嘴、乳头和餐具器皿的消毒。

**5. 减少局部感染机会**

疱疹性口炎具有流行性，在此病流行期间应少去公共场所。可预防性服用板蓝根冲剂，每日 1 次，连服 3 日，降低感染的发生。如全身有感染需要用抗生素时应当遵医嘱合理应用抗生素，避免滥用而诱发口疮。

### 治疗及家庭护理

孩子口疮常引起进食、说话疼痛，家长可适当予药物治疗。

取蜂胶或蒙脱石散适量涂于患处，每日 3 ~ 4 次，可起到保护口腔黏膜，加速愈合的作用。也可以选择中药散剂，如青黛散、西瓜霜、珠黄散、冰硼散、锡类散、云南白药等外喷涂用。

中医则根据不同证型有不同治疗方法。①风热乘脾证：用金银花、芦根（两者最好用鲜品）水煎代茶频服。口服中成药可选用银翘解毒丸。②心火上炎证：可用吴茱萸末醋调外敷涌泉穴，每晚睡前贴敷，第 2 日早上揭去。口服中成药可选用牛黄解毒丸、六神丸。③虚火上浮证：局部用药选用养阴生肌散。口服中成药，阴虚型用六味地黄丸，气虚型用补中益气汤，阳虚型用理中丸。

小儿口疮不论何种原因引起，家长都应当足够重视，可前往医院就诊确定为何种感染。小儿口疮的治疗方法虽然多，但不能完全控制复发，所以预防和护理尤为重要。

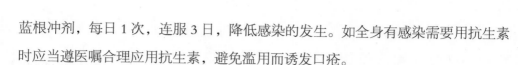

**温馨小贴士：**

**孩子口疮反复发作怎么办？**

首先要增强孩子体质，提高免疫力。鼓励孩子饮食全面，不挑食厌食，保证营养吸收，同时还要注意舒缓孩子情绪，保证每日规律充足的睡眠，定期参加户外体育锻炼。如有其他疾病导致孩子免疫力低下，应当积极治疗。

中医在控制口疮反复发作方面颇有特色，如孩子口疮发作频繁，家长可选择中药调理，以减轻孩子痛苦。不同证型有不同治疗方法。

1. 虚火上炎证  口疮反复发作，此起彼伏，口疮溃疡色淡红，表面光红，伪膜少，有盗汗、乏力、多梦等症状。此证当保证充足睡眠。可将吴茱萸药粉用姜汁调和，制成直径约为1厘米药饼置于胶布中央，贴敷于双足心涌泉穴，4～6小时后取下，每日贴1次，7日为1个疗程，如此可使虚亢之火回返下焦，孩子又无服药之苦。

2.脾胃虚弱证　口疮反复发作，以疲劳过度为诱因，发病时溃疡或多或少，或大或小，溃疡色呈淡红或淡白，周围无明显红晕，舌质淡，舌边或有齿印，可伴神倦乏力、纳少、大便稀薄、次数多等症状。此证虚象较重，可至医院口服健脾益胃的中药调理，并以西瓜霜外用，内外合治。

**中医来支招**

患口疮的孩子进食时口腔疼痛，口服药物更为困难。现介绍一些治疗口疮的食疗方及中药口服单方，供家长参考。

**1. 食疗方**

（1）鸡蛋：鸡蛋打散，绿豆适量放陶罐内冷水浸泡10多分钟，放火上煮沸约15分钟(不宜久煮)，这时绿豆未熟，颜色清绿，取绿豆水冲鸡蛋饮用，每日早晚各1次。

（2）西瓜汁：取西瓜汁含于口中，2～3分钟后咽下，反复数次。

（3）金橘煎：金橘数个，水煎代茶饮。

（4）荸荠汤：荸荠250克，洗净，加水与冰糖适量煮汤，代茶饮。

**2. 中药单方**

（1）风热乘脾

● 野蔷薇煎：野蔷薇花20克，加水及冰糖适量，煎水代茶饮。

（2）心火上炎

● 竹叶饮：鲜竹叶 20 克，洗净，入水加冰糖适量，煮沸片刻，代茶饮。

● 灯芯草煎：灯芯草 3 根，入水加冰糖适量，煮沸片刻，代茶饮。

（3）虚火上浮

● 人参莲子汤：太子参 10 克，莲子 20 克，冰糖 30 克。水煎 20 ～ 30 分钟，喝汤食莲子。

● 生地莲子心煎：生地 9 克，莲子心 6 克，甘草 3 克，水煎频服。

**专家点评**

（1）"溃疡性口炎"和"疱疹性口炎"是孩子最常见的口疮，分别由细菌和病毒感染引起。口疮在口腔各部位均可发生，常见于唇内、舌及颊黏膜等处，可蔓延到唇和咽喉部。

（2）家庭护理时，首先要让孩子饮食清淡，多喝水，不吃油炸、甜腻、辛辣食品，保持其大便通畅。如果孩子心肝火旺，还要注意休息，建议晚上 9 点前入睡休息。此外，家长可用吴茱萸研粉用醋调和，贴敷于双足心涌泉穴，引火下行；还可用蜂蜜拌青黛散或西瓜霜涂口疮溃疡面，促进口疮恢复。

# 第三节　流口水

有的孩子在睡觉时常流口水，更有甚者白天也不断流口水。适当流口水可以促进吞咽、刺激味蕾，保持口腔潮湿，维持口腔和牙齿的清洁，促进嘴唇和舌头的运动，有助于说话。此外，还有少许的抗菌作用，中和食物中的酸性物质，保护牙齿，有助于防范蛀牙的发生。但过度流口水可影响孩子的健康，可引起口唇周围、脖子等局部皮肤潮红发炎。

**症状**

流口水在某些阶段可以是生理现象，有些情况则是病理表现，家长要懂得区分，才能决定是否带孩子前往医院就诊。

**温馨小贴士：**

**什么阶段孩子口水多是正常的？**

新生儿流口水很少见，3～4个月开始唾液分泌增多，6个月后由于饮食转变，刺激神经引起唾液分泌增加，孩子又处于乳牙逐渐萌出的时期，在神经反射的刺激作用下，就会使涎腺分泌增加。且婴儿口腔浅，不会调节口内过多的液体，因而就发生流口水现象。随着年龄的增长，牙齿萌出，口腔深度增加，婴幼儿逐渐学会以吞咽来调节过多的唾液，这种流口水现象就逐渐消失。因此，一般6个月至3岁的孩子流口水大部分是正常现象。

**病因**

口腔溃疡是最常见的原因。如果孩子的嘴唇、口角、嘴巴周围出现水疱或口腔黏膜、舌面出现溃烂，可能就是口腔溃疡或口腔炎，这样会使孩子因为怕痛而不想吞咽。细菌感染导致咽喉发炎或扁桃体发炎化脓也可因疼痛使孩子拒绝吞咽，导致流口水不止，因此家长此时需观察孩子有无发热、流鼻涕或拒绝进食等症状。一些病毒感染如手足口病、水痘等，都有可能会引起咽部疱疹或口腔内及舌旁的溃疡而导致疼痛、吞咽困难。如果孩子不小心咬伤自己的口唇，使口腔内有破损，也会产生疼痛感，而使孩子不敢吞咽口水。以上原因都需家长细心观察，方可排除。

另外一些影响神经功能的疾病如智力障碍、面部神经麻痹、延髓麻痹、脑膜炎后遗症，都会导致吞咽功能障碍，引起口水外流，这类流口水问题严重，家长必须重视，如不能排除，需及时前往医院就诊。

部分孩子清醒时无流口水的症状，仅在睡觉时流口水。此现象可由口腔卫生不良造成。因为口腔里的温度和湿度最适合细菌繁殖，当牙缝和牙面上有食物残渣或糖类物质积存时，就可发生龋齿、牙周病，刺激孩子睡觉时流口水。部分孩子由于遗传因素或后天不良习惯如啃指甲、吐舌、咬铅笔头等造成前牙畸形，也容易睡觉流口水。

中医称流口水为"滞颐"、"流涎"，认为其病因主要有心脾积热、脾胃虚寒、脾气亏虚、肾阳不足。①心脾积热证：口腔或舌上糜烂或溃疡、疼痛拒食、流涎、烦躁，小便量少色深、大便干结或发热面红，舌尖红；②脾胃虚寒证：起病较缓，病程较长，时有腹痛或呕吐，呕吐物有不消化之乳食，呕吐清稀痰水，流涎，食少，面色白；③脾气亏虚证：食少，流涎，腹胀，乏力，活动少，面色黄或消瘦、腹泻，舌淡苔白；④肾阳不足证：神疲乏力，面色苍白，四肢冷，小便量多色淡，流涎不止或遗尿，舌淡苔白。

### 预防

**1. 合理饮食**

不偏食，不挑食，多吃富含维生素的水果蔬菜，避免吃刺激性食物。

**2. 保持良好的口腔卫生**

督促孩子早晚刷牙、进食后漱口，以减少发生龋齿的概率。

如果孩子有啃指甲、吐舌、咬铅笔头等坏习惯，需及时帮其改正。

### 治疗及家庭护理

孩子的皮肤较薄，而口水中又含有一些具有腐蚀性的有机酸，所以当口水流到嘴角、脸庞、脖子甚至是胸部皮肤时，很容易腐蚀皮肤的角质层，或是因为潮湿而导致霉菌感染，使皮肤产生发红、湿疹或发炎等症状。对于流口水多的孩子，护理就显得十分重要。护理的目的是要尽量保持口水流经部位的干燥，减少口水对局部皮肤的刺激。

**1. 保持口腔周围皮肤干燥**

孩子口水流得较多时，家长需每天至少用清水清洗 2 遍口腔周围的皮肤，让孩子的脸部、颈部保持干爽。不要用较粗糙的手帕或毛巾，要用非常柔软的手帕或餐巾纸一点点蘸去流在嘴巴外面的口水，让口周保持干燥。尽量避免用含香精的湿纸巾帮孩子擦拭脸部，以免刺激皮肤。

为防止口水将颈前、胸上部衣服弄湿，可以给孩子挂个全棉的小围嘴，柔软、略厚、吸水性较强的布料是围嘴材质的首选。但切记不要将围嘴做成口罩，直接捂在嘴上，这样会使局部潮湿加重，增加湿疹的可能。

孩子的上衣、枕头、被褥常常被口水污染，要勤洗勤晒，以免滋生细菌。口腔中的一些杂菌及唾液中的淀粉酶等物质，对皮肤有一定刺激作用，易使口周皮肤发红，起小红丘疹，可涂些婴儿护肤膏，避免孩子患上湿疹。

**2. 训练孩子吸、吮、吞、咽的能力**

孩子在乳牙萌出期齿龈发痒、胀痛，口水增多，可给孩子使用软硬适度的口咬胶。在孩子 4 ～ 6 个月开始增加辅食时，家长应有意识地训练其吸、吮、吞、咽的能力。待孩子长牙后，就要尽量少给他吃半流食或煮得特别烂的食物，而要选择稍硬的东西（如鸡蛋饼等），提高他的咀嚼能力，且此类食物能减少萌芽时牙龈的不适，还能刺激乳牙尽快萌出，减少流口水。部分孩子在 7 ～ 8 个月至 1 岁左右已能有意识地吞咽口水，流口水的症状明显好转。

如果孩子流口水症状未随年龄增长而好转，2 岁以后，家长也可以让孩子用吸管吸水喝，或用吹气球的方式来训练孩子的口腔肌肉收缩能力。另外，吹笛子、吹泡泡等动作都可以锻炼孩子口腔肌肉，可视孩子兴趣决定选取哪种方式。家长平时还需注意与孩子嬉戏时不要随便捏弄孩子的面颊部，以免刺激其唾液腺而加重流口水。

**3. 局部用药**

如果孩子皮肤已经出疹子或糜烂，最好去医院诊治。在皮肤发炎期间，更应该保持皮肤的整洁、清爽，并按症状进行治疗。如果局部需要涂抹抗生素或止痒的药膏，擦药的时间最好在孩子睡前或趁孩子睡觉时，以免孩子不慎吃入口中，影响健康。

**中医来支招**

**1. 中医分型的食疗方**

（1）心脾积热

● 淡菜 20 克、西瓜皮 50 克，共放锅内加清水 400 毫升，煮 15 ~ 20 分钟，约 150 毫升，去渣，再入冰糖 25 克溶化，凉后即可服用，每日 1 ~ 2 次，连用 7 日。

● 竹叶 9 克、陈皮 5 克、大枣 5 枚，水煎，食枣饮汤，每日 1 次，连用 3 ~ 5 日。

（2）脾气亏虚

● 山药粉、玉米粉各 30 克，煮为粥糊食用，每日 1 ~ 2 次。或用米仁、扁豆各 30 克，加大米同煮为粥食用。

● 将山药去皮切成小块，放入粉碎机，加入少量水一起打成稀糊状，倒入锅里煮开，煮时要不停搅动，避免煳锅底。煮开后食用。

（3）脾胃虚寒

● 生姜 2 片、神曲半块、食糖适量，同入罐内，加水煮沸，代茶随意饮用。

● 炒白术、益智仁各 20 ~ 30 克，鲜生姜、白糖各 50 克，白面粉适量。先把炒白术、益智仁研成细末，生姜洗净捣烂绞汁，再把药末同面粉、白糖，加入姜汁和清水调匀，做成小饼 15 ~ 20 块，入锅内烙熟备用。每次 1 块，早晚 2 次嚼食，连用 7 ~ 10 日。也可每日用白术粉 10 克和食糖适量，一起蒸食。

（4）肾阳不足

● 益智仁、白茯苓 30 ~ 50 克，大米 50 克。先把益智仁、白茯苓等烘干研为细末，大米煮成稀粥，粥将熟时，每次调入药粉 3 ~ 5 克，稍煮即可。也可用米汤调药粉 3 ~ 5 克稍煮。每日早晚 2 次趁热服食，连用 5 ~ 7 日，能益脾肾。

● 橘子皮 100 克、干姜 50 克、益智仁 30 克、甘草 15 克，共放锅内加清水 150 毫升，滤去渣，入蜂蜜 500 毫升，再用文火熬炼成膏状，取出候凉，瓶装备用。1 ~ 2 岁者每次取 10 克，放口内含化或用温开水冲服，每日 2 ~ 3 次，疗程不限。

**2. 外治法**

（1）用 2 根点燃的清艾条，在孩子的小腹部上下来回熏 10 分钟，隔天 1 次，熏 1 ~ 2 周。可治疗脾胃虚寒型流口水。

（2）天南星 30 克研末，同米醋调成糊状，晚间敷双足涌泉穴。也可用吴茱萸 3 份、天南星 1 份，烘干共研细末，米醋调成膏状，敷涌泉穴，12 小时换药 1 次，连敷 3 ~ 4 晚。可用于肾阳不足型流口水。

**专家点评**

（1）孩子如果流口水反复不愈，父母必须学会护理。护理最重要的目的是保持口腔周围皮肤干燥，如护理得当，不会发生口周及颈部皮肤糜烂或出疹。如已有皮肤受损，可适当局部用药。

（2）局部护理为治标，吞咽能力训练为治本，标本结合才能真正有效地改善孩子流口水的情况。

# 第四节　地图舌

地图舌是一种好发于儿童的黏膜病，又称花剥苔。现代医学称为舌黏膜浅层慢性剥脱性舌炎，由于它的病损表现为经常在舌面的不同部位、并可变换大小和形状、具有游走性的特点，所以又称为游走性舌炎。

地图舌在正常儿童中有 4% 左右的发病率。因本病无明显不适症状，以往家长发现孩子有地图舌多不重视。然而中医学和现代研究都认为地图舌是全身体质亏虚或身体病变的局部反映。因此，越来越多的家长对此症开始重视。

**症状**

孩子舌头伸出来，中间舌苔掉了几块，舌面像地图一样，很"难看"。地图舌孩子一般无明显症状，舌苔脱落的地方可有轻度麻辣不适感。

结合孩子具体表现，地图舌可分为3种证型。①脾阴虚证：此种地图舌病程较长，不易治疗，孩子消瘦，易感冒，饮食欠佳，食后腹胀，不喜食蔬菜，口干不欲饮，舌淡红，苔花剥少津，可有裂纹。②脾气虚证：此类孩子表现为疲乏无力，头发稀疏，腹泻腹胀，舌质淡，舌苔呈地图状。③胃阴虚证：此证多为脾胃失调、热性病后期及吐泻后的表现。表现为口渴欲饮明显，唇干，食少，舌质红少津，舌苔花剥。

**病因**

形成地图舌的原因尚不十分明确，一般地图舌多见于体弱的婴幼儿。现代研究发现地图舌可能与肠道寄生虫或胃肠功能紊乱、疲劳、B族维生素缺乏有关。也有人认为与儿童神经系统发育不健全，情绪波动有关。还有部分孩子的父母也曾患过地图舌，故地图舌可有一定的遗传倾向，因孩子的体质多与父母相似，因此此点也表明地图舌的发生可能与体质有关。

**治疗及家庭护理**

地图舌虽然无明显不适，却是自身体质在局部的反映。一旦孩子有了地图舌，家长应当细心呵护。

**1. 查明原因，对症治疗**

家长首先要明确地图舌的原因，并注意观察黏膜的受损情况，口腔内的某些细菌可能会引起地图舌。因此，要仔细检查牙齿、扁桃体以及颊黏膜有无感染，一旦发现要及时治疗。如经检查缺乏维生素或微量元素的，可服用复合维生素 B 或锌制剂。有缺铁性贫血的孩子应补充铁剂。胃酸过少的孩子可口服稀盐酸。总之，应在医生指导下对症治疗。

**2. 保持口腔卫生，合理作息**

孩子口腔卫生和生活规律也很重要。家长应保持孩子的口腔清洁卫生，每日早晨可用软毛刷从舌背向外轻轻刷 1～2 次，将剥脱的上皮清除干净，再用 0.5% 的碳酸氢钠溶液漱口，可以收到显著的效果。如孩子有麻刺感和烧灼感，可以用一些弱碱性含漱剂。地图舌孩子多体质虚弱，家长应保证孩子充分休息，避免孩子过晚入睡。

**3. 饮食调理**

地图舌孩子的饮食调理十分重要。应忌食辛辣食物，如辣椒、芥末、胡椒、干姜，羊肉、狗肉及其他肥肉也应忌食。不宜吃煎炸、熏烤、油腻的食物，如油饼、煎蛋、煎饼、烤羊肉串。少吃零食，不吃膨化食品和冷饮冰冻的食品。孩子多有胃肠功能紊乱或吸收不良，因此饮食应富有营养，及时添加辅食，防止偏食、挑食，以免营养不良。有时是因为维生素、微量元素缺乏所造成的，这时就要多吃新鲜的蔬菜、水果以及富含蛋白质的食物，如牛奶、鸡蛋、鱼肉、瘦猪肉等，此类食物锌含量较多，对地图舌的好转也有帮助。

中医认为地图舌是津液亏虚，孩子可多吃水果、蔬菜，特别是苹果、甘蔗、香蕉、山楂、乌梅、西瓜等含维生素种类多的果类。面色苍白或萎黄、兼有地图舌的孩子，应多吃一些能够健脾益气的食品，如粳米、薏米、山药、扁豆、莲子、大枣，既能健脾益气、又能和胃，这些食品可以做成粥服用，一方面孩子服用方便，容易接受，另一方面可以温养脾胃、健脾益气。

**中医来支招——食疗方**

（1）百合莲子黄芪汤：百合、莲子、枸杞子、生黄芪各 10 克，水煎服，每日 1 剂，连服 5 ～ 7 日。

（2）番茄排骨汤：将排骨 500 克洗净切块，余水捞起，番茄 2 个洗净，每个切成 6 瓣，大豆芽 150 克摘去须根，洗净。煮沸锅里清水，放入番茄、排骨、3 片姜，武火煮沸，转中小火煲 40 分钟，下豆芽继续煮 10 分钟，加盐调味即可适量食用。

以上食疗方仅供参考，如已明确病因，需与药物配合治疗。

**专家点评**

尽管现代医学对地图舌的形成原因尚不十分明确，孩子也无明显不适，然而祖国传统医学将舌苔看得极为重要，认为地图舌是全身体质亏虚的局部反映，尤其与阴虚津伤有关。有地图舌的孩子一般舌苔花剥表现持久反复，有时虽一时好转，劳累或生病后又可导致舌苔再次花剥。父母需知道孩子花剥苔并不是一种疾病，有花剥苔仅提示孩子的体质属于阴虚体质，平时需注意适当调养，尤其是发热或腹泻时，要注意津液的保护。

# 第五节 呕吐

呕吐并不是一个独立的疾病，而是不同疾病发展过程中所表现出的一个症状。虽然大部分孩子的呕吐确实由饮食卫生、喂养不当或感冒发热引起，但有一部分孩子却是患有更为严重的疾病。呕吐与咳嗽相似，是人体发出的异常信号，家长莫轻视。

**病因**

许多疾病都可引起呕吐。一般呕吐的病因以消化系统为主，但还有一部分孩子的呕吐是由消化系统外的疾病导致的，家长要引起足够重视。

**1. 消化系统疾病**

（1）肠套叠：当小肠远端被套入小肠近端的管腔里，就会发生肠套叠现象。这种现象最容易发生在 1 岁以内的孩子中，特别是天气寒冷时。一旦发生肠套叠，孩子除了呕吐外常伴有剧烈腹痛和阵发性哭闹，有时还伴有低热症状。

（2）疝气：由于小婴儿的腹壁肌肉很薄弱，过多哭闹时会使腹腔里的组织从脐部突出于腹壁，形成脐疝；或是从男婴的腹股沟下降到阴囊里形成腹股沟疝。一旦肠管嵌入疝囊，孩子就会剧烈腹痛和哭闹，并发生呕吐现象。

（3）胃幽门狭窄：伴有呕吐症状的先天性胃肠道疾病有很多，最常见的就是胃幽门狭窄。少数婴儿天生胃幽门环肌肥厚，导致胃幽门管腔狭窄。随着婴儿的进食量增加，大量食糜积存在胃里，很难进入肠道，导致小儿进食后出现喷射状呕吐，一般在出生后 1 个月左右时发生呕吐。

（4）胃十二指肠溃疡：胃肠炎进一步发展可转变为胃或十二指肠溃疡。胃溃疡的疼痛多发生在进食后，十二指肠溃疡发生在两餐之间。孩子一旦有胃十二指肠溃疡，可导致幽门梗阻、出血、穿孔等并发症。孩子会出现大量呕吐隔夜食物、呕血，或突然出现呕吐伴上腹部剧痛。

消化系统还有许多疾病可导致呕吐，如胆道蛔虫症导致的机械性肠梗阻、食管炎、急性胃扩张等等，需在医生诊断后对症用药。

**2. 消化系统外疾病**

（1）呼吸道感染：孩子被呼吸道病毒感染后，全身包括胃肠道的抵抗力下降，受病毒的毒素刺激作用，会发生呕吐的现象。

（2）颅内疾病：孩子免疫力低下，细菌或病毒可侵犯脑部引发脑膜炎、脑炎、脑脓肿等颅内疾病而引发喷射状呕吐。另外，孩子也可因外伤导致颅内出血、水肿等，亦可引发呕吐。

（3）前庭功能障碍：耳部不仅只是个听觉器官，而且还与身体的平衡功能有关。耳内有前庭器，如发生功能障碍，就可使人体失衡，产生呕吐。孩子晕车晕船、梅尼埃病、迷路炎等呕吐都与此部位有关。小儿由于通向中耳的咽鼓管短而直，加上躺卧时间较多，所以在上呼吸道感染时病毒容易由这个通道进入到中耳，引起中耳炎，也会引起呕吐。

其他消化系统外疾病如内分泌或代谢异常、中毒、部分心肾疾病如心肌炎、心包炎、肾盂肾炎、肾盂积水、尿路结石等都能引起呕吐。

总之，家长在孩子呕吐时要有所警觉，及时带孩子前往医院就诊。如症状与以上疾病相符，更需及时就诊，为孩子赢得珍贵的治疗时间。

**预防**

孩子出现呕吐是常见的现象。一部分呕吐是生理性的，孩子本身并无疾病，只是因家长喂养不当等因素造成。另一部分呕吐是病理性的，即呕吐是孩子患了某种疾病的表现。其中，生理性的呕吐和部分病理性呕吐是可以预防的。家长可以有意识地改变喂养方法，减少孩子呕吐的发生。

**1. 用正确的方式喂奶**

生理性的呕吐常见于新生儿，尤其是早产的新生儿，因新生儿的食道运动和吞咽动作不协调，贲门括约肌较为松弛，幽门肌肉相对较紧张，所以发生胃食管反流率较高，多表现为呕吐或溢奶。早产儿食管的括约肌较短，孩子腹腔压力较大，超过胸腔的压力，因此胃内容物更容易反流，出现呕吐。

家长给新生儿喂奶时，注意适量喂食，切勿过多。且应做到少量多餐，尽量减少胃部所承受的压力。所用奶瓶开孔要适中，开孔过小则需要大力吸吮，空气容易由嘴角处吸入口腔再进入胃中；开孔太大则容易被奶水淹住咽喉，阻碍呼吸道的通路。喂奶时不要太急、太快，中间应暂停片刻，以便孩子的呼吸更顺畅。每次喂奶中及喂奶后，让孩子竖直趴在大人肩上，轻拍孩子背部，这个动作可将吞入胃中的空气排出，以减少胃的压力。在躺下时，也应将孩子上半身垫高一些，最好是右侧卧，这样胃中的食物不易流出。在喂食之后，不要让孩子有激动的情绪，也不要随意摇动或晃动孩子。如孩子呕吐仍不缓解，是因胃动力不足所致，家长要延长喂奶时间或减少奶量，可缓解症状。总之要以各种方法尽量减少孩子胃内的压力，预防呕吐、溢奶的发生。

**2. 养成良好的饮食习惯**

孩子添加辅食后，可因饮食不洁或饮食习惯不良造成呕吐。家长需注意孩子的饮食要定时定量，避免暴饮暴食，不要随孩子的喜好随意给予煎炸肥腻食品及冷饮，避免过量而伤及胃。孩子的饮食要保证卫生安全，许多呕吐尤其是发生在夏季的呕吐是由孩子的饮食不洁引起的。孩子胃肠道的免疫力弱，较成人更容易受感染。吃剩的饭菜，即使放置在冰箱中，也要慎重，尤其是夏季。吃生食要格外注意农药残留和可能出现的虫卵。孩子和看护者手的卫生都很重要，家长要培养孩子正确的洗手习惯。家长自己也要养成看护孩子前洗手的习惯，这样可减少感染导致呕吐的可能。

**3. 密切观察，随时就诊**

随着孩子年龄增长，家长需知道有些呕吐是全身疾病的表现，并非所有的呕吐都能预防，如出现呕吐，尤其是呕吐频繁剧烈时，必须前往医院就诊。

**治疗及家庭护理**

家长若学会正确的护理方法，更有利于呕吐孩子的恢复。具体护理要点如下：

（1）呕吐时尽量卧床休息，要让孩子侧卧，或将头偏向一侧，以免呕吐物呛入气管。

（2）呕吐后要用温开水漱口，清洁口腔，去除异味。婴儿可通过勤喂水清洁口腔。

（3）孩子呕吐时会带走体内水分，部分孩子吐泻并作，水分流失更快。家长要勤喂水，少量多次，保证水分供应，以防失水过多，发生脱水。并注意观察孩子有无眼眶凹陷，哭时有无鼻涕眼泪，身上皮肤有无花纹，尿量有无减少等，以判断失水程度。

（4）注意观察呕吐情况、呕吐与饮食及咳嗽的关系、呕吐次数、吐出物等，最好记录下来，就医时可以详细告诉医生。

（5）孩子呕吐后房间内有异味，应保持室内空气清新流通，减少刺激，并保持环境安静，使孩子得到充分休息。

（6）如孩子的衣物和被褥被呕吐物污染，应立即更换，减少嗅觉和视觉的刺激。

（7）孩子一旦发生呕吐，需立即调整孩子饮食。一般建议根据孩子情况禁食2～4小时，让消化道有休息的时间，如孩子呕吐症状较轻，可在其后进食清淡易消化的流食或半流食（如大米粥或面条），少量多次给予，待消化功能恢复后逐渐过渡到普通饮食。呕吐严重的孩子需在禁食的同时观察脱水情况，可先给些淡糖盐水，呕吐次数多的可服用口服补液盐，症状更严重的需及时到医院就诊，必要时予以静脉补液治疗。后期恢复饮食也要做到从素到荤、从清淡到油腻、从液体到固体，逐渐过渡，使肠胃有适应过程。

（8）若孩子呕吐由喂养方法不当引起，应当纠正喂养方式。

（9）呕吐的孩子服用口服液或中药时速度要放缓，给药时药液不要太热。如服药困难可不用刻意区分次数，采用少量多次的服法，只需1日内将药物服完即可。如呕吐严重可在药内加1～2小勺生姜汁止呕。

（10）小儿呕吐还要注意查明原因，再针对病因进行治疗。前往门诊就诊时应该把详细情况及同时伴随的症状告诉医生。如发现呕吐物异常时，应将呕吐物一并带给医生，以便参考分析呕吐原因，及时正确处理。

（11）家长在家要密切观察孩子，孩子一旦出现以下情况，必须立即前往医院就诊：剧烈腹痛、抽搐、反复剧烈的呕吐或持续时间超过24小时、出现脱水症状、孩子呕吐物中有血或胆汁（绿色液体）、吃东西后半小时内剧烈持续的呕吐、精神不振等。

## 中医来支招

中医分型及小偏方

中医认为孩子呕吐是因胃失和降，气逆于上。其病因与乳食积滞、胃热气逆、脾胃虚寒、肝气犯胃有关。

### 1. 乳食积滞

孩子呕吐物多为酸臭乳块或不消化食物，不思乳食，口气臭秽，腹胀，吐后觉舒，大便秘结或泻下酸臭，舌红，苔厚腻，脉滑数。

（1）生萝卜捣碎取汁或萝卜子30克微炒，水煎频服。治进食豆类或面粉类食物引起的呕吐。

（2）生姜5片水煎片刻，少量多次服，或在牛奶中加姜汁3～5滴，止吐奶。

### 2. 胃热气逆

孩子食入即吐，呕吐频繁，呕吐声洪，吐物酸臭，口渴多饮，面赤唇红，烦躁少寐，舌红，苔黄，脉滑数，指纹紫滞。

（1）荸荠适量，水煎，少量多次服。

（2）绿豆粥：绿豆适量，白米50克，用适量水，文火煮成粥，分次温服。

### 3. 脾胃虚寒

孩子食后良久方吐，或朝食暮吐，暮食朝吐，吐物多为清稀痰水或不消化食物残渣，伴面色苍白，精神疲倦，四肢冷，腹痛便溏，舌淡苔白，脉迟缓无力，指纹淡。

（1）核桃1个烧成炭，研细末，用姜汤送服。

（2）茴香粥：小茴香3～5克，红糖适量。待白米粥煮稠后，调入小茴香至沸腾数次，早晚温服。

### 4. 肝气犯胃

孩子呕吐酸苦，或嗳气频频，每因情志刺激加重，胸胁胀痛，精神郁闷，舌边红，苔薄腻，脉弦，指纹紫。

鲜土豆100克、生姜10克、鲜橘汁30毫升、佛手20克。将土豆、生姜、佛手榨汁，兑入鲜橘汁调匀，烫温服用，每日1次。

食疗方

下面这些辅食和饮品，可起到止呕、增强食欲的作用，且能保证孩子呕吐时的营养摄入。

（1）地瓜薏米饭：大米、地瓜各30克，胡萝卜10克，薏米、洋葱各5克，食用油1/2小匙，水70毫升，高汤60毫升。地瓜去皮，切成1厘米见方小丁。薏米磨成粉，再放入大米和水煮成饭。胡萝卜、洋葱去皮，切成0.5厘米见方小丁，加油热锅煸炒。将炒好的洋葱和胡萝卜放进饭里，再倒入高汤煮。适合有消化不良、呕吐等症状的孩子。

（2）柿饼饭：柿饼50克、大米250克。将柿饼用水冲洗后，切成约0.5厘米见方的颗粒。大米淘洗干净后，与柿饼粒拌匀置饭盆内，掺入清水约500毫升，再放入蒸笼内蒸约40分钟，取出即成。此饭具有健脾、益胃、降逆之特点。适用于胃气虚弱或胃虚有热之呃逆、呕吐等症的孩子。

（3）蜜饯萝卜：鲜白萝卜500克、蜂蜜150克。将鲜白萝卜洗净，切成小丁，入沸水余烫后捞出挤干水分，晾晒半日。锅置火上，将萝卜干放入原汤中，加入蜂蜜调匀，小火煮沸，待冷备用。可当点心分次食或切碎略捣，绞取汁液，煮沸后加蜂蜜适量，频频温服。有宽中消食、理气化痰，适用于饮食不消、腹胀、反胃、呕吐等症的孩子。

外治法

由于孩子胃肠功能尚未健全，呕吐是常见症状。如果孩子呕吐不肯服药，不妨试试下面的外治法。

**1. 董氏指压法**

施术者以食指消毒后，指头上蘸以少量冰硼散，伸入孩子舌根部，按压在"火丁"上（解剖位置是会厌软骨部位），加压瞬间即退出，如此完成一次手法。

**2. 推拿疗法**

乳食积滞

（1）分手阴阳（图 4-1）

位置：手掌根，腕横纹靠近小指一侧的一端为阴池，靠近拇指一侧的一端称为阳池。

手法：以两手食指固定孩子掌根两侧，中指托住孩子手，用两拇指自腕背横纹中间，向两旁分推到阳池、阴池穴。一般每次操作 3 ～ 5 分钟。

主治：寒热往来、呕吐食积、腹泻腹胀、痢疾等。

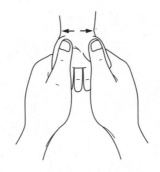

图 4-1 分手阴阳

（2）推板门、清板门或揉板门（图 4-2、4-3、4-4）

位置：小儿手掌大鱼际平面（手掌面大拇指根部肌肉丰厚处）。

手法：从指根推向腕横纹能止泻，称为推板门，又称补板门；反之，从横纹推向指根能止呕，又称清板门；揉板门为拇指端揉小儿大鱼际平面。一般每次操作 3 ～ 5 分钟。

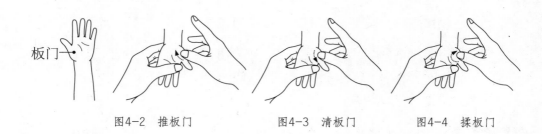

图4-2 推板门 图4-3 清板门 图4-4 揉板门

主治：乳食停积、食欲不振、腹胀、呕吐、腹泻等症。

（3）揉中脘（图4-5）

位置：胸骨下端至脐连线之中点。

手法：用指端或掌根在穴上揉，揉3～5分钟。动作宜轻柔。

主治：泄泻、呕吐、腹痛、腹胀、食欲不振等。

（4）分推腹阴阳（图4-6）

位置：腹部。

手法：以双手拇指沿肋弓边缘，或自中脘至脐，向两旁分推。一般每次操作2～3分钟。

主治：腹胀、消化不良、泄泻。

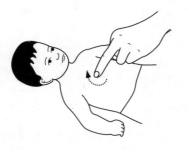

图4-5 揉中脘

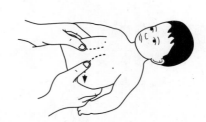

图4-6 分推腹阴阳

（5）按揉足三里（参见 p.60 图 2-3）

位置：外膝眼下 3 寸，胫骨外侧约一横指处。

手法：用拇指端按揉。1 ～ 3 分钟。

主治：腹胀、腹痛、食欲不振、泄泻、便秘、四肢无力等。

**胃热气逆**

（1）退六腑（图 4-7）

位置：前臂尺侧（小指一侧），自肘关节至腕横纹呈一直线。

手法：用拇指面或食、中两指面自肘推向腕，推 100 ～ 500 次。

主治：高热、烦躁、咽喉肿痛、大便干燥等一切热证。

（2）横纹推向板门：从大拇指指根推向腕横纹能止呕（参见 p.138 图 4-2）。

（3）推天柱骨（图 4-8）

位置：颈后发际正中至大椎穴（第七颈椎下方的空隙处）成一直线。

手法：用拇指或食、中指自上向下直推，100 ～ 200 次。

主治：呕吐、项强（脖子发硬）、发热、惊风等。

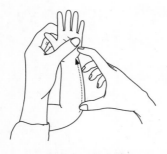
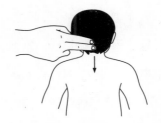

图4-7 退六腑　　　　　　　图4-8 推天柱骨

（4）推揉涌泉（图 4-9）

位置：位于足底，蜷足时足前部凹陷处。

手法：以左手托住患儿足跟，再以右手拇指向足趾方向推，或用拇指端揉。操作 1 ～ 3 分钟。

主治：发热、呕吐、腹泻、五心（指两手心，两足心与心胸处）烦热。

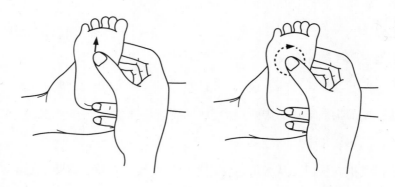

图4-9　推揉涌泉

### 脾胃虚寒

（1）推三关（参见 p.31 图 1-5）

位置：前臂桡侧（大拇指一侧），阳池至曲池成一直线。

手法：用拇指或食、中两指指面自腕横纹推向肘横纹，推 100 ～ 300 次。

主治：气血虚弱、病后体弱等一切虚寒病证。

（2）揉足三里（参见 p.60 图 2-3）

（3）摩中脘（图 4-10、4-11）

位置：胸骨下端至脐连线之中点（脐上约 4 寸）。

手法：用拇指或食指、中指端或掌根按揉叫揉中脘；用掌心或四指摩叫摩中脘；用食、中两指自中脘向上直推至喉下，或自喉下向下推至中脘，称推胃脘。2 ～ 5 分钟。

主治：腹胀、呕吐、泄泻、食欲不振、嗳气、腹痛等。

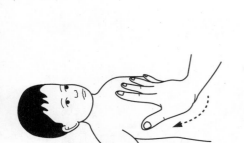

图4-10 摩中脘

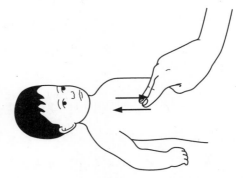

图4-11 推胃脘

（4）掐揉右端正（图4-12）

位置：中指甲根两侧赤白肉际处，桡侧称为左端正；尺侧称为右端正。

手法：以左手固定孩子中指，用右手拇指指甲掐或拇指指腹揉右端正。一般掐5次，揉50次。

主治：惊风、恶心、呕吐。

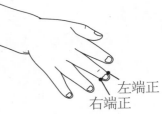

左端正

右端正

图4-12

**温馨小贴士：**

以上手法可成套使用，也可单独使用，每次按摩总时间不宜过长，10～15分钟。小儿皮肤娇嫩，推拿手法要轻柔，避免损伤皮肤。

专家点评

（1）呕吐是人体给出的一种不适信号，不同系统的疾病都会引起呕吐的症状，因此孩子出现呕吐，父母一定要加强对孩子的观察，有任何异常及时就医，以免延误病情。

（2）反复呕吐，经检查无器质性疾病，可用董氏手法按压治疗，一般1～3次即可见效。

# 第六节 厌食

小儿厌食症是指小儿较长期食欲减退或消失，食量减少为主要表现。它是一种症状，并非一种独立的疾病，许多疾病都可导致孩子出现厌食的症状。也有一部分孩子除厌食症状外没有其他异常表现，即使去医院检查也无异常，这种厌食属于一种功能性的疾病，病情较轻，相对其他明确病因的器质性疾病，症状更容易缓解。厌食还可同时伴有腹胀、腹痛、呕吐、便秘等表现。

## 症状

孩子对吃饭没有兴趣，即使美食当前也不愿吃，身高、体重等指标可略低于同龄人。

### 温馨小贴士：

**孩子对吃饭没有兴趣，就是患厌食症了吗？**

许多家长见孩子对吃饭没兴趣，便认为孩子患了厌食症而前往医院就诊。其实，大多孩子只是因为家长喂养不当，表现出了假性厌食的现象。

假性厌食并不是真正的厌食，而是家长过分重视孩子的食量，可又掌握不好孩子的食量标准，总以为孩子吃得少。这类厌食通过纠正家长喂养习惯，就可改变孩子的进食规律，无须前往医院治疗。

一般只要孩子身高、体重正常增长，就不是患了厌食症。

## 病因

### 1. 饮食习惯不良或饮食结构不合理

许多厌食的孩子都存在饮食习惯不良的情况。家长平时给孩子吃较多零食，使孩子吃饭不定时，吃饭不香。或在饮食结构中，蛋白质（蛋、肉、乳类）或糖类（甜食、巧克力等）所占比例过大，不利于孩子消化，且长期如此，易养成孩子偏食、挑食的不良习惯，并可造成孩子过于肥胖或营养不良，影响其生长发育。

部分小婴儿不愿进食是由于长期给予刻板的乳类、米粉喂养，或一次进食过多引起的。故对婴儿及时添加辅食喂养（如蒸鸡蛋、加菜汁的稀饭、面条等）是增强其食欲的有效办法。部分幼儿不愿进食与摄入奶制品过量有关。一些家长没有随孩子的成长及时调整饮食结构，仍给孩子吃较多奶制品，导致孩子吃饭不香。

### 2. 气候因素

夏天天气过热，湿度过大，可影响神经调节功能和消化液的分泌而引起孩子食欲不振。所以一年中夏天孩子胃口不佳的现象最为明显。中医认为脾喜燥恶湿，夏季暑湿较重，易使脾为湿困，造成脾胃的收纳运化功能失常，导致孩子厌恶进食。且部分孩子喜欢在夏天摄入较多的冷饮、饮料，会进一步损伤脾胃。

### 3. 精神因素

一些父母过分注意孩子的饮食情况，常常以强迫手段要求孩子进食，甚至因为一次进食不成功就对孩子发脾气；如此反复诱导或加以威胁，使孩子有逆反心理而拒绝进食。相反，部分家长对孩子过分溺爱，无限制迁就，使孩子变得任性，动不动就以不吃饭来威胁大人来达到自己的目的。

还有部分父母对孩子要求过高，限制自由，阻止其与其他孩子玩耍，影响孩子情绪，也可使孩子食欲降低。其他各种原因使孩子的中枢神经系统受到不良心理刺激如惊吓、恐惧、紧张、悲哭等，均可能引起消化功能紊乱，食欲减退。

### 4. 疾病和药物因素

大多数的疾病都可导致孩子的食欲下降。小如伤风感冒，大到胃肠、肝肾等疾病。而孩子在患胃肠炎、消化性溃疡、肝炎或结核等病时，厌食多表现得尤其突出。另如存在较为严重的缺锌、肠道寄生虫感染、长期便秘或因患肾脏疾病而长期低盐饮食时，亦可引起食欲下降。服用一些药物（如红霉素、磺胺药物等）后，因其对胃黏膜的刺激作用，亦可引起孩子厌食，此时还可能伴有腹痛和恶心、呕吐等现象，此外，如给孩子过多的服用钙片、维生素 A 或维生素 D，孩子也可出现食欲减退现象。

一般来说，孩子在患上呼吸道感染、发热时引起的胃口差现象，多在热退后 3～5 日渐渐恢复正常。由药物因素引起的厌食则在停药 2～3 日后，亦可逐渐消除。而由慢性疾病引起的厌食，则可维持较长的时间。

**5. 其他因素**

如孩子生活无规律，睡得过迟，以致睡眠不足，过度疲乏，可引起厌食。另外，孩子进餐时缺乏同年龄的伙伴，或食物烹调不佳，或进餐环境混乱，均可使孩子食欲低下，导致厌食。

## 预防

**1. 合理喂养**

不同孩子的胃口是不一样的，所以孩子吃多吃少，不能互相攀比。只要孩子体重、身高正常增长，就不要强求孩子多吃。

**2. 避免零食代替正餐**

孩子饥饿是因为体内血糖下降，向大脑发出饥饿信号。有些家长担心孩子营养不够，两餐之间随意给孩子吃糖果、点心、花生、瓜子等。这些食物含高蛋白质、高糖，过多进食，会使孩子体内总是无法出现血糖下降的进食信号，孩子就不会觉得饿，导致正餐没有胃口。正餐进食不足后，孩子就会吃更多的零食。长期如此，就会造成恶性循环。所以家长要尽量减少孩子接触零食的机会，在不影响三餐摄入的情况下可适当给予，但决不能让孩子养成零食代替正餐的习惯。

## 治疗及家庭护理

许多孩子的厌食是由长期生活的习惯造成的，因此纠正厌食也需要一段时间。

一些家长对厌食孩子采用强制的方法，甚至追着、撵着、喊着、吓唬让孩子吃，长期如此，更增长了孩子的逆反心理，恶性循环。除了前往医院治疗外，厌食确实可以通过改变生活细节来纠正，这需要家长和孩子的共同努力。

### 1. 提高孩子对食物的兴趣

准备饭菜时，可与孩子一起去市场买菜，让孩子做力所能及的劳动，如剥豆子、摘菜等。还可以让孩子自己摆放小碗、小汤匙，有意识地培养孩子做家务，使孩子觉得自己做的饭菜更有味道，提高进食的积极性。家长需提高烹调水平，变换花色品种，变换口味，根据孩子特点，发挥想象，如做成小熊水饺，做个奥特曼包子等等，并配以相关的故事，可提高孩子兴趣。孩子对色、香、味俱佳的新品种饭菜十分敏感，初次接触某种食物时，成人的正确评价也可起到"向导"作用。如成人说"这种菜吃了能长高"，"这种菜吃了有劲"，孩子就会更乐于接受食物。

如果孩子仅对一部分食物感兴趣，如吃肉不吃菜，家长可选择适当的烹饪方法把孩子不吃的东西"混"给孩子吃。如做菜肉馄饨、菜肉丸子等，让孩子无法挑食。

### 2. 营造良好的进餐氛围

就餐环境要舒适、清洁优美、空气新鲜，餐室、餐桌要洁净，餐具要卫生。就餐时可以听点轻音乐，但不可边吃边看电视。孩子在集体环境就餐更有利，小朋友多，环境热闹，吃饭也香。餐前气氛应保持轻松、愉快、积极，"胃以喜为贵"，在这样的气氛下更利于孩子进食。

### 3. 建立孩子良好的心态

厌食的孩子进食时多有消极的心理。父母见孩子进食缓慢或拒食时应当情绪平静、和气，既不能对孩子过分迁就，以加重其偏食、挑食，又不可采取训斥、恐吓、惩罚等强制性手段。训斥、恐吓对孩子的机体和个性都是一种可怕的压制，使孩子认为进食是极不愉快的事，易使孩子产生畏惧逆反心理，逐渐形成顽固性厌食。当孩子不愿吃某种食物或不愿进食时，可以让其暂时离开餐桌，饭后再慢慢讲道理。这样可满足孩子希望成人尊重的心理，从而使孩子能顺利进食。且家长不要在孩子面前议论自己对饮食的喜好，家长的喜好可对孩子产生根深蒂固的影响。家长还需注意不要当着孩子面与人议论孩子厌食的情况，这样会加深孩子的潜意识，使得厌食更顽固。

### 4. 养成良好的习惯

在给孩子添加泥糊状食物的初期，家长就应开始试用小勺喂养，尽可能不将辅食混入奶中用奶瓶喂养。小勺喂养虽然有些费劲，但可以从小锻炼孩子集中注意力吃饭。大些的孩子要养成三餐定时，少吃或不吃零食的习惯。且家长要控制好孩子进食的时间，不能无止境的加长吃饭的时间，更不能看着电视吃一整天。孩子进食时要顺其自然，即使孩子不愿进食，也要控制好时间收去碗筷。其实孩子食欲不振时少吃一顿并无多大妨碍，反而可借此让已疲劳的消化腺有一个休整机会，对儿童消化功能恢复有益。家长不必担心孩子一顿饭不吃而营养不良。

不论孩子厌食程度如何，有无接受正规治疗，以上做法都有利于厌食孩子的恢复。如孩子已接受正规治疗，家长仍要注意家庭的调护，药物的治疗须配合习惯的养成才能更好地发挥治疗作用。

**中医来支招**

**食疗方**

厌食的孩子多有脾虚食积的表现，下面的食疗方可帮助孩子健脾开胃、消食导滞。

（1）蜂蜜萝卜：白萝卜500～1000克，蜂蜜150～200克。将白萝卜洗净后，切成条状或丁状。在锅内加入清水，烧开后，把萝卜放入再烧，煮沸后即可把萝卜捞出，把水沥干，晾晒半日，再把它放入锅内，加入蜂蜜，以小火烧煮，边煮边调拌，调匀后，取出萝卜晾凉即可。饭后嚼食30～50克。有宽中行气、消食化痰的功效。

（2）萝卜饼：白萝卜、面粉各 250 克，精猪肉 100 克。萝卜洗净切成细丝，放入油锅内炒至五成熟时盛出。猪肉剁成茸，与萝卜丝加葱花、姜末、精盐调成馅。面粉加水和匀，分成 50 克 1 个的面团，擀成薄片，放上馅制成夹心小饼，用植物油烙熟。有理气消食的功效。

（3）扁豆枣肉糕：白扁豆、薏米、山药、芡实、莲子各 100 克，大枣肉 200 克，焙干研为细末，加糯米粉 500 克，白糖 150 克，混匀后蒸糕或做饼，每日 3 次，每次 30～50 克，空服当点心食。有健脾益气、消食止泻的功效。

**外治法**

孩子的"厌食"，除了依靠一些药物来帮助消化开胃外，还可以应用一些外治法来增加孩子食欲。

**1. 针灸疗法——针刺四缝（图 4-13）**

仰掌伸指，取四缝穴（第 2～5 手指掌侧近端指关节横纹中点），将局部皮肤消毒后用三棱针点刺进入皮下，挤出黄白色透明样黏液或使出血，然后用消毒干棉球擦净，按压针孔至血止，隔日 1 次，3～5 次为 1 个疗程。

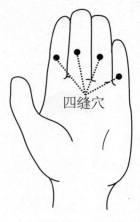

四缝穴

图4-13　四缝穴

**2. 推拿疗法**

首先准备好推拿所需的物品，取一张小桌子或茶几，上面铺上毯子，准备一点爽身粉（为的是推拿时不损伤小儿的皮肤）。推拿前让孩子排去小便，推拿一般在饭前进行，因为饭后立即推拿容易引起小儿呕吐。操作频次可每日 1 次，每 7 日为 1 个疗程。具体方法如下。

（1）让孩子仰卧，成人的右手食指、中指并拢，沾上爽身粉，两手指按在孩子肚脐上顺时针方向按摩 100 次。

操作时两手指要吸定在孩子肚脐眼上，略向下用力按压，但用力要轻柔，不能使用蛮力。

（2）成人用手掌心沾上爽身粉，沿着孩子的腹部，绕脐周顺时针方向按摩 100 次。

操作时手掌心贴于孩子腹部，略向下用力，移动时要带动皮下组织，可让孩子收起下肢，使腹部更为松弛，便于按摩。

（3）让孩子俯卧，趴在桌上，在其屁股沟顶端稍上的位置，成人用大拇指沾上粉，往屁股下方推（此手法为"推下七节骨"，即从第 4 腰椎向下直推至尾椎骨端），操作 100 ~ 300 次（图 4-14）。

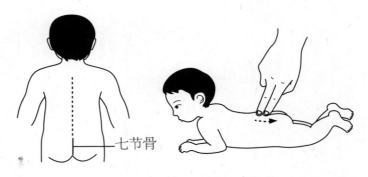

七节骨

图 4-14　推下七节骨

注意保护好孩子局部皮肤，避免损伤。

以上按摩方法效果较好，简便易行，父母可以在家中进行。手法要适当，过轻或过重都不适宜。如果孩子厌食严重，必要时还是应当进一步就医明确病因。

**专家点评**

（1）小儿厌食是现代儿科的常见症状，由多种原因所致。随着生活条件的改善，绝大多数厌食孩子存在喂养不合理的情况。乳婴儿在添加辅食后就应当逐渐减少奶量，还应及时培养孩子的咀嚼功能，饮食逐渐向成人过渡。此时父母不要担心孩子营养不够而继续给孩子饮用大量牛奶，要培养孩子养成按时吃一日三餐的习惯，家长要认识吃饭是孩子独立能力的重要表现，所以要尽量让孩子独立完成吃饭行为。

（2）董廷瑶老先生用著名方剂桂枝汤治疗小儿厌食症，来调和脾胃，促醒胃气，使得小儿开胃进食，此方剂适宜厌食伴有面色不润、反复感冒、多汗的孩子。

# 第七节　腹泻

小儿腹泻是儿科常见病，在秋季更为多发。

**症状**

孩子排便次数增多或大便稀薄，同时伴有吐奶、腹胀、发热、烦躁不安，精神不佳等表现。

**病因**

部分孩子患了腹泻后，总是不见好转，病情持续 2 周以上甚至几个月。另一部分孩子腹泻治愈后又再次出现，反反复复，同时胃口不佳，体重增长慢。病因何在呢？

### 1. 急性腹泻没有彻底治愈

多见于没有母乳而改用牛乳喂养的孩子。这样的孩子胃酸及肠道消化液分泌量少，消化能力弱，吃进去的食物容易在肠道内分解、发酵，形成腐败的物质不断刺激肠道，造成腹泻经久不愈。对此，可在医生的指导下，采用食品疗法进行治疗，如稀释牛奶、焦米汤、酸牛奶、鱼蛋白粉、胡萝卜汤及苹果泥等。

**温馨小贴士：**

**排便次数多就是腹泻吗？**

6个月内的孩子在出生后不久，可能经常会在喂奶后就排出黄绿色稀便。每日少则4～6次，多则达到10余次，便中还有奶块或少许透明黏液。这种情况多见于母乳喂养的孩子，是一种生理性腹泻。随着消化功能逐渐发育，多在添加离乳食品后会自然好转，而并不是患了肠炎。只要孩子胃口正常，精神愉快，反应良好，睡眠安稳，体重也在增长，大便化验无异常，就用不着服用止泻药，以免影响正常的肠胃功能。

较大的孩子即使出现排便次数增多或大便稀薄的情况，也不一定是腹泻。家长首先要判断孩子排便次数，正常孩子的大便一般每日1～2次，呈黄色条状物。腹泻时即会比正常情况下排便增多，轻者4～6次，重者可达10次以上，甚至数10次。其次要看大便的性状，腹泻的大便多为稀水便、蛋花汤样便，或是黏液便或脓血便。孩子同时伴有吐奶、腹胀、发热、烦躁不安，精神不佳等表现。

### 2. 长期使用抗生素

长期使用抗生素可杀死部分菌群，使另一部分菌群得以大量繁殖，成为致病因素。

### 3. 对牛奶过敏

有些孩子会对牛奶中的蛋白质过敏，一旦出现这样的情况，要马上停用牛奶，尽量改用母乳喂养，或喂豆奶粉、米糊，及时添加离乳食品，严重者需去医院静脉输入营养。

### 4. 饮食习惯不佳

孩子进食量过多或次数过多，或添加辅食过急、食物品种过多，以及食用过多油腻带渣的食物，加重了胃肠道的负担，使食物不能完全被消化。或家长喂养不定时，胃肠道不能形成定时分泌消化液的条件反射，致使孩子消化功能降低。

### 5. 未形成良好卫生习惯

如果家长没有注意食品卫生，使食物或用具污染，或是孩子没有养成餐前洗手的习惯，使孩子吃进带细菌的食物，都可引起胃肠道感染。

### 6. 其他疾病影响

孩子患消化道以外的病（如感冒、肺炎等），也可以因消化功能紊乱而导致腹泻。有时其他症状不明显，容易被家长忽视。如家长找不到反复腹泻的原因，可前往医院就诊，由医生帮助排查。

### 7. 环境温度过低

孩子受凉也可导致反复腹泻。

**温馨小贴士：**

**腹泻都是由细菌引起的吗？**

有的家长一见孩子腹泻，马上就给孩子服用抗生素消炎。其实，腹泻除了细菌作怪外，也可由病毒或霉菌引起，如孩子在秋季腹泻，多为轮状病毒感染引起，抗生素对这种病毒造成的腹泻没有任何作用，只会造成肠道菌群

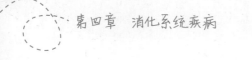
紊乱，导致更为严重的腹泻。因此，应当在医生指导下服用抗生素，尽量不要擅自服用。另外，如已经使用抗生素治疗，不能见腹泻停止就停药，应当用足疗程，避免耐药。

**预防**

家长如能适当给予孩子防护，可减少腹泻的发生。

**1. 注意饮食卫生**

常言道"病从口入"，加强对水源和食品卫生的管理可有效地减少病原体进入孩子体内的机会，此点在夏季尤为重要。家长应保证食品新鲜、清洁、不变质，孩子要建立不能随便乱吃东西的意识。餐具和手的卫生也很重要，饭前不论有无接触过玩具，必须洗手。孩子用的餐具也必须注意消毒。

**2. 提倡母乳喂养**

母乳是 6 个月以内婴儿最适宜的食物，应大力提倡小婴儿按需喂养。人乳中含有 IgA，可中和大肠杆菌肠毒素，有预防感染埃希大肠杆菌的作用。

**3. 适时添加辅食**

部分腹泻是由于孩子胃肠消化能力弱，消化不良导致的。孩子的消化力较差，为了让孩子的肠胃更好地适应食物，家长添加辅食时要做到循序渐进，原则为"从少到多，从稀到稠，从细到粗"。从少到多即控制辅食的量逐渐增加，使婴儿有个适应过程；从稀到稠即先给孩子喝米汤，渐渐过渡到稀饭、软饭；从细到粗即先将食物打成汁或泥，逐渐向正常的食物过渡。在逐渐添加食物时，最好使孩子先习惯一种食物后再加另一种食物，不要同时添加几种。这些做法可给孩子脾胃一个适应过程。

**4. 增加户外活动**

平时应加强户外活动，提高对自然环境的适应能力，注意小儿体格锻炼，增强体质，避免感染各种疾病，以提高胃肠动力和消化能力。

### 5. 避免不良刺激

小儿日常生活中应防止过度疲劳、惊吓或精神过度紧张，如孩子情绪紧张，可通过讲故事、听音乐、玩玩具等分散孩子注意力。

### 6. 防止交叉感染

部分腹泻是由细菌、病毒引起的，具有一定的传染性。在夏秋季节，感染性腹泻易引起流行，体质较差的孩子在腹泻流行季节要减少去公共场所的机会，餐具应单独使用，注意消毒。

### 7. 注意保暖

秋冬季腹泻多由受凉引起，夏季频繁进出空调房而不注意腹部保暖也会导致腹部受凉。小儿消化系统发育还不成熟，特别是腹壁及肠道缺乏脂肪"保暖层"，因而容易受较凉空气的刺激而引起肠蠕动增加，导致便次增加和肠道水分吸收减少，大便稀溏，病毒也容易乘虚而入，造成腹泻。

### 8. 合理应用抗生素

长期滥用广谱抗生素，可使肠道菌群失调，导致耐药菌繁殖引起肠炎。孩子如因为疾病确实需要使用抗生素，应当遵医嘱，在正常疗程范围内使用。

## 治疗及家庭护理

腹泻会带走孩子大量的水分和营养，也会使孩子肛门部娇嫩的皮肤受损，家长在护理腹泻孩子时要有所侧重。

### 1. 及早补充身体丢失的水分

很多家长看到孩子腹泻，便急着往医院跑。其实，孩子在腹泻一开始时，多为轻度脱水。只要在医生的指导下，完全可在家里进行治疗。这样既及时又方便，还能减少很多不必要的麻烦，有利于孩子的恢复。那么，家长首先要做的是判断孩子是否是轻度脱水。轻度脱水的孩子有口渴感，口唇稍干，尿比平时要少，颜色发黄，并且表现出烦躁、爱哭。

家长们可从以下几种补液方法中选择一种给孩子补充水分。

（1）用自制的糖盐水补液：即在 5000 毫升的温开水中加入 1.75 克精食盐和 10 克白糖，1.75 克精食盐相当于啤酒瓶盖的一半，10 克白糖相当于 2 小勺。

（2）用医生给开出来的 ORS（口服补液盐）补液：ORS 补液盐是已配好的干粉，使用时按说明书配成液体即可。

在最初 4 小时里，按孩子的体重每千克给予 20 ～ 40 毫升液体。此后，随时口服，能喝多少喝多少。2 岁以下的孩子可每隔 1 ～ 2 分钟便喂上一小勺，大一点的孩子则可用小杯子喝。如果孩子呕吐，待 10 分钟后再慢慢地喂；一旦孩子出现眼睑水肿，表明补液有些过量，应暂时改喝白开水或母乳。家长不要把 ORS 补液盐加在奶、米汤、果汁或其他饮料中，并且按说明配制完毕之后，不能再往里加糖，否则影响补液效果。

**2. 给孩子丰富的食物以防止营养不良**

传统的腹泻治疗方法，主张让孩子禁食一段时间。然而，这样有碍于身体的营养补充，容易发生营养不良。现在主张不要让腹泻的孩子禁食，但需遵循少量多餐的原则，每日至少进食 6 次。轻症腹泻，母乳喂养的孩子继续吃母乳，但妈妈的饮食含脂量要低些，否则会使腹泻加重；6 个月以内人工喂养的孩子，可按平时量喝奶，如吃奶即泻的孩子可以暂时用开水或米汤稀释牛奶，以利于消化吸收，腹泻好转要逐渐恢复正常饮食；6 个月以上已经添加辅食的孩子，可进食一些易消化的食物，如稀粥、烂面条等。

**3. 对孩子的肛周皮肤要倍加呵护**

孩子排便次数增多，会不断地刺激肛门周围皮肤。而且，腹泻时排出的粪便对皮肤刺激较大。因此，孩子每次排便后，家长都要用温水清洗肛门周围及会阴部的皮肤，最好用柔软清洁的棉尿布，且要勤换洗，以免发生红臀及尿路感染。如果屁股发红，应将它暴露在空气中自然干燥，然后涂抹一些尿布疹膏。

**4. 观察孩子病情的发展**

如果在家已经治疗了3日，但病情总不见好转，出现频繁的大量水样便，呕吐、口渴加剧，不能正常进食进水，补液后尿仍很少，孩子发热及便中带血等症状，则需赶快带孩子去医院进行诊治。

**5. 调整饮食**

非细菌性腹泻不要随便乱用抗生素，以调整饮食治疗为主。

孩子腹泻不能吃——

（1）生冷刺激食物：如生冷瓜果、冷牛奶、凉开水等，生冷食物会加重孩子拉肚子的病情。

（2）导致腹胀的食物：黄豆、豆腐、豆浆、绿豆、赤豆等会使肠内胀气，使腹泻加重，需忌食。过多的牛奶也会使肠胀气，应予以适当限制。

（3）粗纤维多的食物：如西瓜、生梨、青菜、芹菜、菠菜、柚子、广柑等含有纤维素较多，会加速孩子肠蠕动，很可能加重孩子腹泻的情况，需忌食。

（4）高脂食物：因腹泻时消化能力降低，多脂奶粉、奶油、肥肉、油酥点心等高脂肪类食物，常因脂肪未消化而导致滑肠，造成孩子腹泻不止。

（5）高蛋白质食物：鸡蛋、鸭蛋、肉末等含有较高的蛋白质，这些食物在肠功能已紊乱的肠道内易发酵腐败，很可能加重孩子腹泻，故应少食或忌食。

孩子腹泻适合吃——

（1）煮苹果：煮透的苹果有收敛的作用，每日给孩子吃一个，有助于缓解孩子腹泻的情况。

（2）焦米汤：先把米粉炒到颜色发黄，再加适量的水烧成糊状就可以了。米粉加水以后再加热，它的炭化结构有较好的吸附止泻作用。

（3）胡萝卜汤：胡萝卜是碱性食物，所含的果胶能促使大便成形，吸附肠黏膜上的细菌和毒素，是一种良好的止泻食物。

（4）稀饭：腹泻时，多给孩子喝稀饭，既容易消化，又有营养。孩子腹泻时不要吃过硬的食物，在熬稀饭时要熬得烂一些比较好。

（5）软面条：当孩子腹泻情况出现好转时，可以给孩子煮些烂乎的面条，适当加一些青菜。这样能进一步给孩子补充营养，孩子吃了也比较容易消化。

（6）喝姜茶：当孩子受凉引起腹泻时，可以给孩子熬制些姜茶，要把姜切成碎末，水沸后放入姜末，然后放入少量的熟茶，每日给孩子喝一些能缓解孩子腹泻的症状。

（7）山楂麦芽水：当孩子因消化不良引起腹泻时，可以给孩子煮些山楂麦芽水喝。麦芽要选用炒熟的，山楂 3 ~ 5 个就可以了。

**温馨小贴士：**

护理腹泻的孩子时，有哪些常见小误区要避免?

**1. 给腹泻的孩子吃甜食**

孩子腹泻时，家长往往在稀粥或米汤中加些糖，以为这样既补充热能又易消化。然而，这样只会加重腹泻，因为，腹泻使肠黏膜受损，不能将糖分解为能被肠道吸收的单糖，因而使水分从肠壁被动地进入肠道，致使肠腔水分增多，排便次数增加。

**2. 腹泻时补充纯水**

孩子腹泻会丢失水分，确实需要补充水分，但应当补充含有电解质和营养成分的水，大量补单纯的水，容易导致电解质失衡。

**3. 腹泻时少吃，腹泻后多吃**

部分妈妈认为孩子腹泻时补充再多的营养也会排泄掉，为了减少腹泻次数，选择给孩子少进食，待孩子腹泻停止后，又给予大量的食物，希望补充之前的虚损。这个做法是错误的。腹泻孩子一定要坚持正常进食次数，但是其饮食宜以热而软、容易消化的食品为主，且每次进食的量不能过多，这样有利于腹泻的恢复和受伤的胃肠道黏膜恢复正常。其次，腹泻孩子胃肠道的蠕动功能，包括消化功能，都受到不同程度的损害，坚持进食对维持消化道的功能，有很多的好处。腹泻好转后，孩子的脾胃并未完全恢复正常，应当从流质到软食到固体，逐渐恢复，切忌大吃大喝，继续损伤未恢复的脾胃。

## 中医来支招

### 食疗方

（1）齿苋车前饮：鲜马齿苋 60 克、车前草 10 克，水煎，每日 1 剂，分 2 次口服，有清热利湿的功效，主治湿热泻。

（2）山楂汤：焦山楂 10 克，水煎去渣取汁，再加淀粉少许，煮沸，每日 1 剂，分 2 次口服，主治伤食泻。

（3）山药薏米茯苓粥：山药 20 克、薏米 15 克、茯苓 15 克、大米 50 克，一起研末，加水用文火煮粥，每日 1 剂，分 3 次口服，有健脾的功效，主治脾虚泻。

### 推拿手法

以下一些缓解小儿腹泻的推拿手法——摩腹揉脐龟尾七节，特别适用于由喂养不当造成的腹泻。

**1. 摩腹**（图 4-15）

用一手掌在孩子腹部轻柔地打圈，范围以肚脐为中心，由小到大，至整个腹部，2 ~ 3 分钟。先逆时针摩 2 分钟，再顺时针摩 1 分钟。注意：①摩腹速度宜慢，约 2 秒钟 1 圈，速度太快，会致孩子腹部不适，甚至出现呕吐，若出现上述情况，宜立即停止摩腹，并将孩子抱起，轻拍背部，以顺气止呕。②动作要沉稳，即摩腹时要带动孩子腹部皮下组织，速度均匀，不要时快时慢。

**2. 揉脐（图 4-16）**

用食、中、无名三指的指端螺纹面在脐部按揉，力量稍重（三指按于肚脐，指下感觉有物顶住即可），2 ~ 3 分钟。注意：揉按时力量不要太重，否则孩子会感觉不适而哭闹，将影响治疗的进行。

**3. 揉龟尾（图 4-17）**

龟尾位于背部尾骨端，用中指在龟尾穴处按揉，力度同揉脐，2 ~ 3 分钟。揉按时力量可比揉脐稍大些，若孩子感觉不适而哭闹，可减轻揉按之力。

**4. 推上七节骨（图 4-18）**

七节骨即背部脊柱尾端的七节。用食中两指从龟尾穴沿七节骨向上推擦，动作轻快，每分钟 100 次左右，推擦 100 ~ 300 次。注意：行推擦手法前，一定要在局部涂抹介质，如润滑油、爽身粉等，以免擦破孩子的幼嫩皮肤。

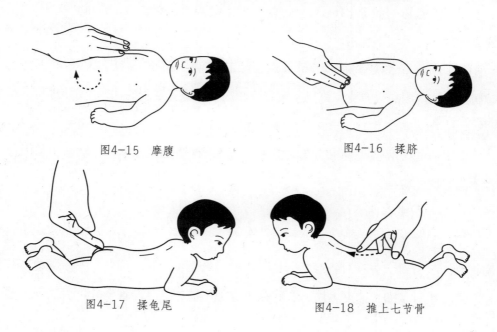

图4-15　摩腹　　　　　　　　　　图4-16　揉脐

图4-17　揉龟尾　　　　　　　　图4-18　推上七节骨

上述方法，可反复交替进行，每次治疗总时间不宜超过 20 分钟。一般每日按摩 1 ～ 2 次，腹泻较重者可每日 3 ～ 4 次。其间应给孩子多喝水，吃清淡易消化的食物，并应少食多餐。

家庭推拿对消化不良引起的腹泻效果较好，孩子年龄越小，推拿的疗效越好。如果小儿腹泻不能排除病毒、细菌感染，且腹泻较为严重，不见好转时，要及时就医治疗，避免延误病情。

## 专家点评

（1）腹泻为儿科急症之一，因腹泻会带走孩子大量水分和营养，并导致体内电解质和酸碱代谢紊乱。所以如孩子腹泻次数多，要及时诊治，以免耽误病情。

（2）要养成良好的卫生习惯和饮食习惯，体弱者的腹部要适当保暖，不要随便使用抗生素，可以预防腹泻的发病。

（3）婴儿慢性腹泻，可以用山药粉 50 克，调成糊状分次喂食，有健脾止泻作用。

# 第八节 便秘

小儿便秘常由排便规律改变所致，指大便干燥、坚硬，秘结不通，排便时间间隔较久（大于 2 日），或虽有便意而排不出大便。

## 症状

孩子大便干燥坚硬，容易擦伤肠黏膜，引起排便时肛门疼痛，可表现为粪便表面附少量血或黏液，甚至引起孩子肛裂、痔疮。孩子的大便在肠道内停留时间长，有毒物质浓度增加，易引起过敏。且粪便久积于肠道，就会再次发酵，产生大量有毒物质，如不能及时排出体外，就可能对人的神经系统产生不良影响，孩子会出现嗜睡、口臭、口舌干燥、头痛、腹胀、腹痛等症状，甚至能引发更为严重的疾病。习惯性便秘还可使孩子食欲减退，导致消瘦、营养不良等情况。

**病因**

**1. 母乳因素**

如果妈妈常喝鸡汤等富含蛋白质的汤类，乳汁中的蛋白质就会过多，孩子吃后，大便偏碱性，表现为硬而干，不易排出。

如果妈妈乳汁不足，不能满足孩子的摄入需求，孩子也可能二三日才大便1次。

**2. 奶粉因素**

奶粉的原料是牛奶，牛奶中含酪蛋白多，钙盐含量也较高，在胃酸的作用下容易结成块，不易消化。

另外，一般配方奶粉中都会添加各种营养素，有些孩子的肠胃不适应某种奶粉，喝了特定品牌的奶粉后就会便秘。

**3. 孩子少食或偏食**

有的孩子进食量过少，食物经过胃肠消化吸收后，剩下的食物残渣少，在结肠内产生不了多大通便的压力，所以没有便意。

有的孩子喜食肉类，进食蔬菜瓜果较少，导致食物中蛋白质含量多，纤维素含量少。蛋白质成分多，大便呈碱性，容易干；植物纤维素含量太少，结肠内容物少，肠道缺乏刺激，不易产生便意。有的孩子喜吃干食，饮水太少，肠道水分不足，也易发生便秘。

**4. 没有养成良好排便习惯**

养成每日定时排便的习惯，定时排便，这样粪质在结肠内停留时间短，大便不会太干，容易排出。有的孩子因大便干，排便时引起肛裂而感到疼痛，又因为怕痛而不敢排便，间隔时间越长，便秘也就越严重，周而复始，造成恶性循环。

**预防**

**1. 保证妈妈饮食均衡**

妈妈要保证饮食均衡，多吃蔬菜、水果、粗粮，多喝水或粥，汤要适量，饮食不要太过油腻。如果实在母乳不足，应及时给孩子补充配方奶粉。

**2. 注意奶粉的选购及冲调方法**

当孩子喝特定品牌奶粉就便秘时，家长需考虑更换品牌，另外，添加双歧杆菌的奶粉有助于防止孩子便秘，妈妈可适当选购。

此外，配方奶粉要按照说明冲调，不要冲调过浓；两顿奶间给孩子喝些水或果汁（如橙子半个挤汁，加等量温水）；在奶中加1勺糖也能有效缓解便秘。

**3. 调整孩子的饮食结构**

孩子进食少可能与缺乏某种营养素有关，可以给孩子查一查微量元素；家长也要设法提高饭菜的外形和口感，促进孩子食欲。此外，健康的饮食结构能从根本上减少便秘的发生。

（1）润肠食品：孩子便秘时大便较干，肠蠕动少，吃润肠通便的食品能帮助孩子滑肠，缓解便秘。红枣汁、白菜汁等都是较好的润肠食品。

（2）蔬菜水果：孩子除了需要高营养的蛋类、瘦肉、肝和鱼类促进生长发育外，还需要纤维素较多的蔬菜、水果。蔬菜水果中的纤维素可促进排便，对便秘孩子尤为重要。孩子可食用菠菜、油菜、白菜、芹菜以及香蕉、梨等。对于不爱吃菜的孩子，家长可把菜切碎与肉放在一起包成小饺子，也可以用菜煮粥或麦片，增加蔬菜的进食量。

（3）蜂蜜：民间历来有使用蜂蜜通便的习惯。蜂蜜必须用凉水冲兑才有效。蜂蜜本身是一种药物，可以起到润肠通便的作用。家长给孩子服用时需观察孩子对蜂蜜是否过敏，因蜂蜜中含有花粉，部分孩子对此敏感。另外，现代研究表明，蜂蜜中含有肉毒杆菌的梭状芽孢杆菌，婴幼儿的胃肠道抵抗力弱，如果食用蜂蜜，会出现肌肉无力或吃奶差等表现。且蜂蜜含有激素成分，处于青春期发育的孩子，尤其是有性早熟倾向者，不宜服用。

（4）五谷杂粮：部分孩子便秘是由食物过于精细造成的，过度的加工使食物的纤维素和维生素含量减少，年龄较大的孩子便秘时，可增加一些五谷杂粮，如标准粉、薯类、玉米、大麦等，有助于便秘的治疗。五谷杂粮中含有大量的 B 族维生素和纤维素，可促进肠道肌肉张力的恢复，对通便很有帮助。

（5）水：多饮水，让肠道水分充足也很有必要。如果孩子不爱喝白开水，可适当在水中加入一些果汁，用秋梨膏冲水也不错。但不要用可乐、雪碧及其他饮料替代。

**4. 养成定时排便的习惯**

即使孩子没有便意，也要每日定时训练排便，增强孩子大脑的条件反射。有排便看书或玩电脑习惯的孩子，要改掉这样的习惯，因为这样做会减轻大脑对排便的意识，不利于纠正便秘。

### 治疗及家庭护理

当孩子出现便秘时，家长可在家中使用简易的物理疗法，帮助孩子排便。方法如下：

（1）把肥皂削成条状塞入肛门。方法简便，效果好。

（2）用涂油的肛门表插入肛门，轻轻摆动亦可起到通便作用。

（3）用小儿开塞露 1/3 支注入肛门，可刺激直肠壁反射引起排便。

（4）将甘油栓塞入肛门，用药后数分钟即可排便。

（5）在家可戴橡皮手套用小指蘸少量液状石蜡或凡士林，插入肛门通便。

**中医来支招**

**食疗方**

（1）牛奶红薯泥：将红薯（马铃薯）洗净去皮蒸熟，用勺子碾成泥。奶粉冲调好后倒入红薯（马铃薯）泥中，调匀即可。适合 6 个月以上的孩子。

（2）蔗汁蜂蜜粥：甘蔗汁 100 毫升、蜂蜜 50 毫升、大米 50 克。将大米煮粥，待熟时调入蜂蜜、甘蔗汁，再煮一二沸即成，每日 1 剂，连续 3～5 日。可清热生津，润肠通便。适合 6 个月以上的孩子。

（3）芝麻核桃粉：黑芝麻、核桃仁各等份，炒熟，研成细末，装于瓶内。每日 1 次，每次 30 克，加蜂蜜适量，温水调服。适合 1 岁以上的孩子。

（4）芝麻杏仁糊：芝麻、大米各 90 克，甜杏仁 60 克，当归 10 克，白糖适量。将芝麻、大米、甜杏仁浸水后磨成糊状备用，当归水煎取汁，调入药糊、白糖，煮熟服食，每日 1 剂，连续 5 日。可养血润燥。适合 1 岁以上的孩子。

**推拿疗法**

推拿疗法治疗小儿便秘以清热通便、健脾和胃为治疗大法，手法运用清大肠、退六腑、摩腹、推下七节骨、揉龟尾等。具体操作如下。

（1）清大肠（图 4-19）

小儿大肠穴位于食指桡侧缘（即靠近拇指侧）这一条线，清大肠是从指根向指尖推 3～5 分钟。

（2）退六腑（参见 p.139 图 4-7）

小儿六腑穴在前臂尺侧（即小指一侧）这一条线，从肘向掌根推 3～5 分钟。

（3）摩腹（参见 p.158 图 4-15）

用手掌面在腹部以脐为中心顺时针摩动 3～5 分钟。

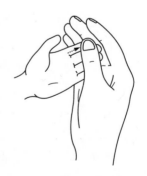

图4-19　清大肠

（4）推下七节骨（图4-20）

用拇指面从第四腰椎沿脊柱推至尾骨尖（孩子臀沟上方脊椎骨的尾端）2～3分钟。

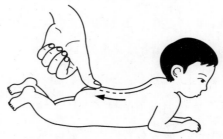

图4-20　推下七节骨

（5）揉龟尾（参见 p.158 图 4-17）：用中指端揉尾骨尖 2～3 分钟。

专家点评

许多便秘孩子的便秘症状都会持续较长时间，反复难愈。父母一般都比较在意孩子的饮食调理。但是便秘的治疗不单与饮食有关，还与孩子的排便习惯有很大的关系。父母在调整孩子饮食的同时一定要培养孩子养成按时排便的习惯，尽量不用或少用开塞露。如果孩子连续几天都没有便意，父母也要提醒孩子每天定时尝试排便，使大脑形成反射。不要让孩子在排便时看书、玩玩具，以免分心，不利大脑反射形成。

# 第九节　腹痛

腹痛是孩子最常见的症状之一。在胸骨下、脐的两旁及耻骨以上部位发生疼痛者，均统称腹痛。

## 病因

小儿腹痛可由许多疾病引起，病因非常复杂，在日常生活中家长可以从以下几个方面细致观察。

**1. 从年龄看腹痛**

不同年龄孩子的腹痛，其好发疾病亦各异。对于 3 岁以下孩子尤其小婴儿语言功能尚未发育完善，仅用哭闹来表达自己的不适，家长需仔细观察孩子的症状，以便于就诊时更好地向医生描述。肠套叠、小婴儿肠绞痛、嵌顿疝以及肠道感染等为此阶段最常见的病症。

（1）肠套叠　孩子的哭声呈阵发性，不易安慰，哭闹持续 10～15 分钟，间隔 15 分钟至 1~2 个小时，可伴呕吐以及排暗红色或者果酱色大便。

（2）嵌顿疝　孩子一般有疝气的病史，家长还应注意疝皮肤的颜色改变。

（3）肠胀气　孩子的腹部膨胀，两拳紧捏，两腿间及腹部蜷曲，可因过食奶类、糖类或腹内吞入了大量气体产生腹胀而导致腹痛。

**2. 从疼痛特点看腹痛**

孩子腹痛可表现为多种形式，如阵发性疼痛或绞痛、持续腹痛、隐痛、急性腹痛、慢性反复发作的腹痛、再发性腹痛等。急性或阵发性的腹痛家长会及时带孩子前往医院就诊，但隐痛、慢性反复发作的腹痛及再发性腹痛等容易被忽视。

隐痛多见于消化性溃疡。

慢性反复发作的腹痛可由慢性胃炎、消化性溃疡、慢性肠炎、肠激惹综合征、功能性消化不良等造成。

再发性腹痛可由钙缺乏、自主神经失调、胃肠动力功能失调、心理因素等有关。

这些慢性腹痛需要家长细心观察，如发现孩子反复出现此类症状，需前往医院就诊，排除以上原因，否则可使某些器质性疾病被忽视而延误病情。

### 3. 从大便性状看腹痛

孩子腹痛时，一定要观察孩子的大便情况，看排便次数、质地、是否带血、气味等判断孩子的异常。

几天无大便伴腹胀者，可能是便秘或肠梗阻。

便脓血，尤其夏秋季节，当注意是痢疾、出血性大肠杆菌性肠炎、麦克尔憩室炎等。

大便呈蛋花汤样或者水样便，伴呕吐，尤其秋冬季节，多是轮状病毒性肠炎。

便秘与腹泻交替出现，应当注意不完全性巨结肠症和肠激惹综合征。

### 4. 从腹壁紧张度看腹痛

检查的方法是：让孩子仰面躺在床上，下肢弯曲，家长用温暖的手指平贴在孩子的腹壁上，手指轻弯曲感觉孩子腹壁肌肉的紧张度。如果柔软无抵触感，则一般病变较轻或者是功能性病变；如果腹壁硬或者孩子不让抚摩腹部或者全腹疼痛，则大多是器质性病变。

### 5. 从伴随症状看腹痛

家长要判断孩子的腹痛严重与否，需看孩子腹痛时还伴有哪些症状。

腹痛与发热的关系。先发热后腹痛多为内科疾病如上呼吸道感染、扁桃体炎常并发急性肠系膜淋巴结炎；反之先腹痛后发热多为外科疾病，如急性阑尾炎、继发性腹膜炎等。

伴随恶心呕吐的多是消化道的病变。

皮肤有无出血点、瘀斑和黄疸。如有，此类腹痛可能与流行性脑脊髓膜炎、败血症、紫癜及肝胆疾病有关。

阵发性腹痛伴有频繁呕吐、明显腹胀、不排气及不排便者，常提示肠梗阻。

腹痛剧烈，腹壁紧张拒按者，常有局限性或弥漫性腹膜刺激征，如阑尾炎、腹膜炎等。

家长还要注意孩子的心理问题，心理疾病也会产生腹痛。

**温馨小贴士：**

警惕胃炎所致腹痛

小儿对疼痛部位的表达能力差，胃部与腹部位置相近，单靠医生检查也很难区分。因此，小儿胃痛和腹痛没有明确的界限，胃炎是腹痛的常见原因。如果孩子的饮食没有规律，平时有偏食挑食的习惯，或喜欢吃一些生冷食物，一旦出现腹痛，家长更要警惕胃炎的可能。

一般胃炎导致的腹痛疼痛部位多在肚脐以上，孩子除腹痛外还可伴有厌食、呕吐、反酸、恶心、打嗝、嗳气等表现。轻度的胃炎经饮食调理可缓解症状，如果孩子症状反复，必须前往医院就诊。

## 治疗及家庭护理

腹痛的家庭护理必须先辨清原因，感染或急性重症的腹痛需立即前往医院就诊。如腹痛为功能性腹痛，才可选用家庭疗法。

（1）肠痉挛发作引起的腹痛，可直抱孩子或使其仰卧于父母的膝上，喂适量温开水；让孩子在保暖的条件下入睡，醒来即可恢复正常。

（2）腹痛剧烈时，可用温暖的手按摩孩子的腹部，腹部放置热水袋也可起到缓解作用。

（3）蛔虫引起的腹痛也可因腹部轻轻地按摩，使蛔虫会变得安稳，从而使腹痛得到缓解或消失。

凡是儿童腹痛出现以下情况应引起高度重视，立即送孩子去医院进一步检查和治疗。

（1）腹痛剧烈但又找不出原因。

（2）腹痛的同时伴有发热。

（3）婴幼儿腹痛后出现果酱样大便、柏油样大便或鲜红血便。

（4）孩子腹痛时触摸腹部有腹肌紧张、反跳痛或腹部摸到肿块。

**中医来支招**

中医分型及治疗

生活中，孩子经常腹痛，且无明显诱因，疼痛持续一段时间后可自行缓解，过几天又会发作。西医诊断为肠系膜淋巴结炎或自主神经功能紊乱。此类腹痛称为"功能性腹痛"，西医无针对性治疗。

中医认为腹痛之证在于"不通则痛"，所以治疗是以"通则不痛"为原则，而"通则不痛"的概念可以广义的理解为对症下药。

**1. 脾胃虚寒**

表现：腹痛喜暖，喜揉按，遇冷或食生冷后加重。孩子精神倦怠，面色偏白或偏黄、没有光泽。大便偏稀。

治则：健脾温中散寒。

中成药：可选用理中丸口服，也可以选择复方丁香开胃贴或暖脐膏贴脐外敷。

**2. 肝气郁结**

表现：孩子经常腹痛腹胀，心情不佳或压力较大时加重，孩子食欲较差，可有嗝气或叹息，大便不畅或时干时稀。

治则：疏肝行气止痛。

中药：陈皮6克、柴胡6克、川芎6克、香附6克、枳壳3克、芍药6克、炙甘草3克，水煎服，每日1剂。

**3. 饮食积滞**

表现：腹痛腹胀，拒按，孩子食欲差，进食后腹痛加重，便后腹痛消失或减轻，大便臭秽。入睡后睡不安稳，有时口中会有气味酸臭的现象。

治则：消食导滞。

中成药：可选用健胃消食片、大山楂丸、四磨汤口服液等。

**食疗方**

（1）扁豆山药粥：取扁豆、山药适量，洗净，山药切块，加粳米，以文火煮至黏稠，食用时加少许红糖，温服。可用于脾胃虚寒型腹痛。

（2）香附萝卜饮：白萝卜适量洗净，切块，于沸水中煮熟捞出，晾晒半日。食用时加入香附6克、蜂蜜少许，用小火煮沸调匀，温服。可用于肝气郁结型腹痛。

（3）山楂蜜饯：山楂500克洗净，去掉果核，放入砂锅内，加入适量水，煮至呈糊状时加入蜂蜜250克。搅拌均匀后，再以小火稍煮片刻，收汁装瓶备用，根据需要随时食用，对肉食积滞所致的腹痛效果较好。可用于饮食积滞型腹痛。

**推拿疗法**

缓解小儿腹痛，中医辨证推拿疗法亦有显著疗效，辨证处理方法如下（图4-21）。

（1）小儿腹痛部位在中脘穴附近。中脘穴在上腹部，从肚脐向上，胸骨下的部位，这个部位的疼痛多与胃相关。足三里穴属胃经，按揉足三里，可缓解中脘穴附近的疼痛。足三里的部位在外膝眼下3寸，胫骨外侧约一横指处。

（2）小儿腹痛部位在天枢穴附近。天枢穴在肚子中间，肚脐两侧的位置。这个位置对应的是大肠，孩子在此部位的疼痛，多由肠道功能失常引起，孩子还可伴有排便的异常。此时可刺激上巨虚。上巨虚在小腿前外侧中点偏上，足三里以下，推拿按摩上巨虚可以帮助孩子调整大肠运动，安神志。

（3）小儿腹痛部位在关元穴附近。关元在肚脐下3寸左右的位置，这个位置的疼痛多与小肠相关，家长可按摩孩子的下巨虚。下巨虚在小腿前外侧中点偏下，足三里以下6寸。

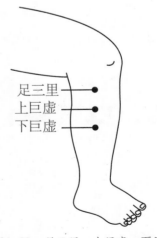

足三里
上巨虚
下巨虚

图4-21 足三里、上巨虚、下巨虚

**专家点评**

（1）腹痛是孩子的常见症状，就诊时，由于孩子定位和描述不太准确，只有依靠父母来讲述病情。所以，父母首先要注意观察孩子有没有以下表现，如发热、长时间持续腹痛、疼痛剧烈甚至打滚、呕吐、大便带血等。如有这些表现，父母一定要跟医生叙述清楚。

（2）董老治疗虚寒腹痛常用"小建中汤"，中药熬好后一定要用麦芽糖冲调，趁热喝。对于反复腹痛，绵绵不已，痛时喜暖喜按腹部者，用之屡屡见功。

# 第十节　磨牙

有些孩子在熟睡之后，会不自觉地把牙齿咬得"咯咯"作响，即所谓"磨牙"。

**症状**

磨牙可以是阶段性的，也可以每夜发作，程度也各不相同。甚至有些孩子白天也磨牙。小儿磨牙是一种咬合障碍，这种咬合障碍破坏了咀嚼器官的协调关系，于是机体就以增加牙齿的磨动来去除咬合障碍，结果就会不由自主地磨牙。

**温馨小贴士：**

孩子磨牙究竟是不是病呢？

人在 6～14 岁期间都会换乳牙，这段时间可能会因为牙龈发痒而有轻度的磨牙，属于正常现象，但是在换牙后还继续磨牙或者换牙期间磨牙严重，那么这种磨牙就是一种病态。磨牙可使牙齿磨合面受损，长期磨牙还可造成一系列的损害——

夜间磨牙使牙齿强烈叩击在一起，且没有食物缓和，也没有唾液的润滑，这样"干磨"易造成牙齿表面的保护物质过分磨损。轻者对冷、热、酸、甜等刺激食物过敏；重者可导致牙床经常出血、发炎、牙齿松动甚至脱落。顽固性磨牙症会导致牙周组织破坏、牙齿松动或移位，牙龈萎缩。

磨牙还可引起咀嚼肌功能异常，如咀嚼肌功能亢进、痉挛、疲乏、疼痛等，或出现下颌关节处疼痛、关节弹响、张口受限等症状。

孩子磨牙还会影响其生长发育，出现挑食，形成营养不均衡，身材矮小，消瘦，而且孩子的牙齿正在发育期间，磨牙还会破坏孩子牙齿的美观。

另外，磨牙的吱吱声影响亲人休息，给父母思想形成负担。如此既影响孩子的身心健康，又不利于家长。所以家长一定要重视孩子磨牙，尽快找到原因，积极治疗，尽早改掉孩子磨牙的习惯。

## 病因

传统民间思想认为，小儿磨牙是肚子里有"虫"。随着社会经济的发展，因"虫"所致的磨牙正在逐渐减少，其他原因也可造成磨牙哦。磨牙的发生，主要与以下因素有关。

### 1. 心理因素

当大脑长时间处于高度兴奋和紧张状态，孩子的各种情绪在睡眠状态可下意识地表现出来，夜磨牙就是这种表现形式之一。

### 2. 牙颌因素

包括牙颌畸形、缺牙、牙齿缺损或过长、单侧咀嚼等，可引起咬合障碍。所以在深睡眠时，机体就会增加潜意识的下颌运动，通过摩擦牙齿这个自纠性动作，以求达到咬合平衡。

### 3. 饮食因素

有挑食、偏食不良习惯的孩子易缺乏钙和维生素。有的孩子习惯晚餐吃得多，甚至睡前吃夜宵，睡觉时胃肠内仍积存有食物，这时胃肠道通过夜间工作来完成消化吸收的任务，神经反射引起面部的咀嚼肌自发性的收缩，牙齿便来回磨动。

### 4. 寄生虫因素

蛔虫可在小肠内掠夺各种营养物质，分泌毒素，且蛔虫可上下乱窜，刺激肠管使蠕动加快，引起消化不良、肚脐周围隐痛，这样会使孩子在睡眠中神经兴奋性不稳定而引起磨牙。有蛲虫病的孩子，每当睡觉后蛲虫常爬到肛门口产卵，引起肛门瘙痒，孩子睡不安宁也发生夜磨牙现象。

### 5. 其他因素

缺钙、遗传因素等都有可能引起磨牙。

## 治疗及家庭护理

小儿长时间磨牙，家长首先要带孩子前往医院排除肠道寄生虫病，如能明确诊断，即可进行相关治疗，如原因不明，家长也可在家中使用家庭疗法治疗小儿磨牙。

减轻孩子磨牙损害、减轻肌肉关节症状是治疗小儿磨牙的主要目的，家长可通过纠正孩子心理、使孩子放松精神、放松肌肉以减少磨损，达到治疗的目的。

### 1. 心理治疗

精神心理因素可引起磨牙。家长可通过给孩子讲故事等方法分散孩子的注意力，消除孩子的紧张情绪。孩子睡前要注意放松休息，避免睡前看电视或玩游戏，减轻大脑的兴奋性。

### 2. 肌肉松弛疗法

小儿磨牙与颌骨肌肉紧张密切相关。解除肌肉过度紧张是控制磨牙症的必要手段。小儿可进行咀嚼肌的生理功能训练、按摩等方法。家长可给孩子做一个牙垫，晚上睡前戴在牙颌上，早晨取下，此法可缓解肌肉紧张，能有效防止牙齿磨损。

### 3. 饮食疗法

磨牙孩子的饮食结构要合理，做到合理调节膳食，粗粮细粮搭配、荤素菜结合，防止孩子营养不良，同时还要教育孩子晚餐不宜过饱，餐后不吃零食，以免引起胃肠过饱，消化不良。

**专家点评**

传统观念认为孩子磨牙与体内寄生虫有关，家长会急着寻找打虫药为孩子"打虫"。其实现代生活尤其是在城市生活的环境中，孩子很少有接触虫卵的机会，因此孩子的磨牙大多另有原因。如孩子习惯晚饭吃得较多，高蛋白质、高脂肪难消化，直到夜间人已经入睡但胃肠尚在工作，通过神经反射可引起磨牙。有些孩子为过敏体质，平时好动，兴奋，入睡慢，容易惊醒，其磨牙可能与神经兴奋有关。总之，治疗磨牙要分清原因，不能盲目自行买打虫药治疗。

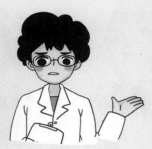

# 第五章

# 心肾血液疾病

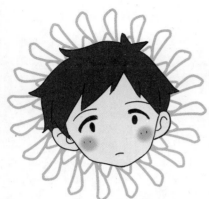

急诊关键词：感冒1月余，没有精神。诊断为病毒性心肌炎。
急诊小患儿：强强（4岁5个月，男孩）。

家长：宝宝今天爬棒梯老喘吁吁，说累，走不动，回家一直趴着，不知有什么病吗？

医生：之前有生过其他病吗

医生：爬棒梯老喘吁吁现象有几天了？

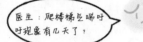

家长：有四五天了吧。

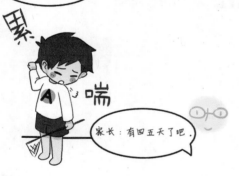

家长：哦，有的。前段时间喉咙痛，吃了药喉咙痛好点了，开始拉肚子了，每天大便5~6次，又去医院看了，医生说可能是急性肠胃炎，吊了几天针，这两天肚子不拉了。

家长：恩，从前很调皮很活泼的，现在不爱动，老是坐着要么躺着，总说累。

医生：然后就出现这神情况了吗？

医生：让我检查一下，然后快去做个心电图。做完拿报告给我看。

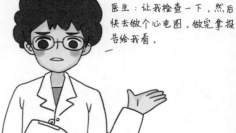

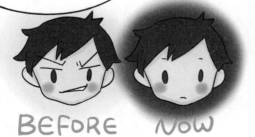

BEFORE    NOW

家长：医生医生，结果出来了。你快看看。

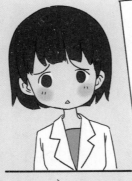

医生：（查体：咽红，T37℃，P120次/分，R20次/分，BP120/70mmHg，患儿心率偏快，见心律不齐，查心电图：ST-T改变，房室传导阻滞。）根据心电图和查体，考虑是病毒性心肌炎。

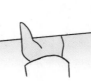

家长：医生，怎么会这样啊，这病严重吗？

医生：考虑之前的感冒腹泻有病毒感染，影响心脏了，再去查个血，以确诊病毒性心肌炎。

家长：原来是这样啊，医生，那我们该怎么治疗？

医生：目前要多休息，防止过度运动，减轻心脏负担。

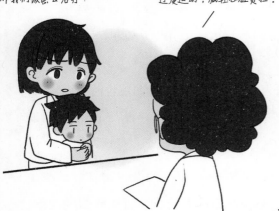

家长：还要吃什么药吗？

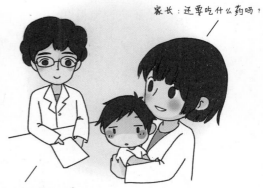

医生：可以吃点维生素B、维生素C、辅酶Q10等，定期随访。

# 第一节  病毒性心肌炎

病毒性心肌炎是儿科非常重视的一种心脏病，各年龄段都可发病。病毒性心肌炎是由孩子感染病毒后病毒直接侵入心脏导致的一种疾病。病毒性心肌炎可造成心肌损害，影响心脏局部的血液供应。

**症状**

小儿病毒性心肌炎比较特殊，尤其是婴幼儿，不会说哪里不舒服，或说不确切，给早发现和诊断带来一定的困难。但了解一定的医学常识，从孩子各种身体和生活上的变化，能够发现小儿病毒性心肌炎的信号。

病毒性心肌炎在发病前孩子大多都表现出感冒或腹泻的症状。这些症状逐渐消失，经过数日或 2～3 周，孩子才出现心脏症状，如心悸、胸闷、乏力等。细心的家长会发现：孩子的体力变差了，精神不好了，没有以前活泼了，愿意坐着或躺着。平时跑跑跳跳时才气喘吁吁，现在是不活动或是只有稍微活动也想长出一口气；如果是婴幼儿，这些变化不明显，家长可观察到孩子有气短的表现。大一些的孩子还会说觉得胸闷或者胸痛、心脏跳得快、不舒服等。如果孩子出现以上表现，家长要充分重视。也有一部分孩子没有任何症状，前往医院做心电图后发现特殊改变，进一步仔细检查后确诊为本病。观察孩子的面色也能看出异常，由于病毒侵犯心肌，使机体缺氧，许多孩子面色不润、眼眶发青、口唇发紫。严重的面色苍白、多汗、手足发凉。

另外，还要注意孩子的脉搏变化，安静时脉搏每分钟超过 120 次，或少于 60 次，形成过快或过缓。如果摸着脉，感觉到跳了几次就出现比较长的间歇，家长就要警惕了——孩子可能出现了心律失常。尽快带孩子去医院就诊，可避免疾病的延误。

### 病因

本病常发生在孩子抵抗力下降时，此时病毒容易"乘虚而入"。引起病毒性心肌炎的病毒有很多，包括柯萨奇病毒（B组和A组）、流感和副流感病毒、麻疹病毒、单纯疱疹病毒、流行性腮腺病毒，以及疱疹病毒等。

此外，营养不良、疲劳、外伤以及接触有毒物质也容易诱发心肌炎。

病毒性心肌炎属于中医风温、心悸、胸痹、猝死等范畴。中医认为这种病的发生与小儿平时体质虚弱、正气亏虚有关，外在因素则是由湿热邪毒侵袭所致。

### 预防

"预防胜于治疗"，病毒性心肌炎的预防非常重要，对于本病的预防，家长们可以从以下几方面来注意：

（1）要根据气温变化来给孩子增减衣物，预防感冒，同时加强身体锻炼，增强抗病能力，中医所谓"正气存内，邪不可干"。

（2）根据临床观察，80%的心肌炎复发的孩子有反复患咽炎、扁桃体炎、鼻炎的病史，因此积极治疗上述疾病是防止心肌炎复发的重要措施。

（3）对于上学的孩子来说，平时要注意劳逸结合、生活规律，避免作业过劳，因为心脏是最怕劳累的器官之一。

（4）在饮食调理方面，要合理饮食，不暴饮暴食，少吃烧、烤、煎、炸食品，多食新鲜蔬菜水果，在患病时要注意避免使用可能有心脏毒性的药物，平时也可根据个人的体质用中药食疗调理，最好在中医师当面望闻问切后辨证指导食疗。

### 治疗及家庭护理

在护理患病毒性心肌炎的孩子时，家长在其饮食方面需注意以下原则：

（1）多吃有营养易消化的食物。病毒性心肌炎孩子要调补气血，应饮食清淡易消化，多吃低脂肪高蛋白食物。

（2）少食多餐，不宜进食过饱，尤其晚餐，以免增加心肌负担，可选用莲子、大枣、山药、桂圆、百合、猪心等食品健脾养心。在南方黄梅天气时，孩子乏力症状会更明显，可以用沙参和玫瑰花煮老鸭汤。

（3）要多吃富含维生素 B、维生素 C 的食物，多吃新鲜蔬菜水果，如猕猴桃、苹果、橙子等。

（4）避免油腻刺激性食品，特别是急性期禁食刺激性食物，如咖啡、辣椒等。

（5）心肌炎孩子要尽量保持大便通畅，所以要多吃粗纤维食物。

## 中医来支招

### 食疗方

（1）灯芯竹叶茶：灯芯草 9 克、竹叶 6 克，加水适量，煎煮滤汁代茶饮；或沸水冲泡代茶饮。每日 1 次。可清心火，利湿热，除烦安神。主治湿热型病毒性心肌炎急性期。

（2）丹参猪心汤：党参 15 克、丹参 10 克、黄芪 10 克，用纱布包好，加水与 1 个猪心炖熟，吃肉喝汤，每日一次。补气活血养心，可治心肌炎，也可用于各类心脏病、心功能不全的辅助食疗。

（3）酸枣虾壳汤：取虾壳 25 克，酸枣仁 10 克，远志 10 克，共煎汤服，每日一剂。虾壳有丰富钙质和抗氧化作用，酸枣仁、远志宁心安神，可治心肌炎。

（4）解毒益心饮：金银花、丹参各 20 克，苦参 10 克，麦冬 15 克，莲子心、甘草各 6 克，加水共浸泡 30 分钟，煎煮滤汁 2 次，去渣，药汁中兑入适量冰糖。每日 1 剂，分 2 ~ 3 次饮服。清解余邪，滋养气阴。主治邪热未清、气阴受损型病毒性心肌炎迁延期。

### 推拿疗法

对于患有病毒性心肌炎的孩子，家长可以给予中医的一些简单按摩推拿治疗，有利于孩子病情的恢复。

**1. 按揉肺俞、心俞、膈俞穴（图5-1）**

位置：肺俞、心俞、膈俞穴位于肩胛骨内侧，靠近正中线。

手法：按揉肺俞、心俞、膈俞穴各1分钟。

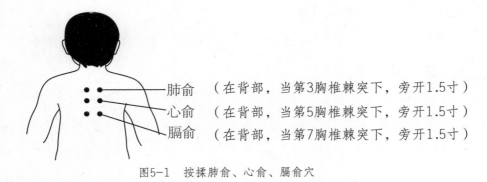

肺俞 （在背部，当第3胸椎棘突下，旁开1.5寸）

心俞 （在背部，当第5胸椎棘突下，旁开1.5寸）

膈俞 （在背部，当第7胸椎棘突下，旁开1.5寸）

图5-1 按揉肺俞、心俞、膈俞穴

**2. 拿揉孩子上肢内侧肌肉，点按极泉穴（图5-2）**

位置：极泉穴位于腋窝中央。

手法：孩子仰卧，家长以拇指和其余四指相对，拿揉孩子上肢内侧肌肉10～15次，并以食指、中指点按极泉穴1分钟。

**3. 按揉膻中穴（参见p.60图2-4）**

位置：膻中穴位于两乳头连线的中点。

手法：按揉膻中穴1～3分钟，并配合掌跟揉法（用手掌跟作用于治疗部位做环形揉动）。

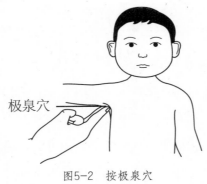

极泉穴

图5-2 按极泉穴

**4. 拍打孩子肩背部**

手法：孩子俯卧，家长以虚掌拍打孩子肩背部 1 分钟，手法要轻柔适当。

**5. 拍打心前区，点按内关穴（参见 p.57 图 2-2）**

位置：内关穴位于腕横纹中点上方 2 寸。

手法：以单掌轻轻拍打心前区 20 ～ 30 次，然后点按内关穴 1 ～ 3 分钟。

**专家点评**

（1）要认识病毒性心肌炎，此病早期症状与普通感冒症状极为相似，容易延误治疗。家长在孩子感冒或腹泻时要多留一个心眼，如果孩子不想活动，觉得胸闷、心慌，尤其要警觉心肌炎的可能。

（2）一旦确诊心肌炎，休息是十分必要的，定时复查，确定病情是否控制。要仔细调养好孩子的身体，注意健康饮食。

（3）中药调理对心肌炎后期症状改善有一定的优势。董老常用桂枝汤类方调和营卫、宁心复脉，对心肌炎后遗症心律失常有很好的疗效。

# 第二节　贫血

贫血是小儿常见的一种疾病，按形成的原因分为几种类型，如缺铁性贫血、巨幼红细胞性贫血（维生素 B12、叶酸缺乏所致）、再生障碍性贫血等。大部分孩子的贫血都属于缺铁性贫血，这种贫血是由于孩子体内铁元素缺乏造成的。

**症状**

年幼的孩子不会表达，如果患缺铁性贫血，可仅表现为嘴唇比较苍白，喜欢哭闹，部分孩子会有胃口欠佳、头发枯黄、容易生病等表现。年长的孩子除以上表现外还会自觉头晕、心慌、注意力不集中、记忆力减退等。孩子如果出现上述症状，家长要考虑孩子缺铁性贫血的可能，必须带孩子前往医院验血。

如果孩子出现反应迟钝、智力行为发育落后，甚至出现倒退（如以前会坐，现在反而不会），则有可能患了巨幼红细胞性贫血，家长要引起重视。

中医认为，贫血可以归为"血虚"的范畴，血的生成和运行与心、肝、脾关系最为密切，因此贫血的发生常由这几个脏腑的虚损导致。

**病因**

贫血主要是由于红细胞的生成与消耗不平衡。生成不足或消耗过多都是贫血的主要原因。

（1）生成不足：这些孩子存在营养不良的情况。"营养"并不是单纯地指"好吃好喝"，还与摄入的食物成分、孩子的胃肠吸收能力有关。许多孩子的食物中缺少关键的造血成分，影响了红细胞的生成。单纯母乳喂养、未及时添加辅食、厌食、挑食等因素都可导致铁、叶酸、维生素 B12 的摄入不足，妨碍造血。早产儿、双胞胎等婴儿体内还存在先天储铁量不足的问题。

（2）消耗过多：一些疾病会使红细胞消耗过多，如腹泻、新生儿溶血病、感染、急性出血、慢性消化道炎症、寄生虫等。

（3）生成慢于消耗：有些孩子饮食结构比较合理，又没有明显的会导致贫血的急慢性疾病，这类贫血有可能是由于小儿生长发育迅速，对造血成分的需求量增多，造成了造血物质相对跟不上引起的。

**温馨小贴士：**

**贫血对孩子的危害大吗？**

血液是人体重要的营养物质，贫血对孩子的危害是全身性的。

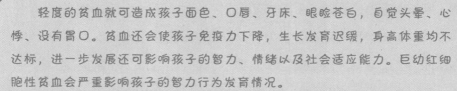

轻度的贫血就可造成孩子面色、口唇、牙床、眼睑苍白，自觉头晕、心悸、没有胃口。贫血还会使孩子免疫力下降，生长发育迟缓，身高体重均不达标，进一步发展还可影响孩子的智力、情绪以及社会适应能力。巨幼红细胞性贫血会严重影响孩子的智力行为发育情况。

严重的贫血还会导致孩子缺氧，甚至休克，危及生命。

所以，家长要提高警惕。

预防

大部分孩子的贫血形成是一个慢性的过程，轻中度时症状不明显，不易被家长察觉，往往被忽视。家长如果了解相关知识，许多孩子的贫血是可以预防的。贫血的预防要从贫血的原因抓起，就是要促进红细胞生成，减少消耗。

（1）先天不足：孕妇日常饮食中，铁摄入量不足，或母体消化功能差，铁吸收障碍，会导致胎儿缺铁、早产。要预防这类贫血，一是要让孕妇补充大量的铁（最好从饮食上补给）；二是早产儿出生后适当延长结扎脐带时间；三是母乳喂养，尤其是初乳，因为母乳中的铁与牛奶相比更容易被婴儿吸收。婴儿出生后的 2 ~ 3 个月才可以考虑补铁。

（2）饮食摄入不足：饮食结构不合理、造血成分摄入不足是孩子贫血最主要的原因。婴幼儿时期孩子生长发育迅速，容易造成造血成分的不足。家长要给孩子及时添加辅食，尽早补充蛋黄泥、猪肝泥、米粉、菠菜等含铁食物。较大的孩子要学会平衡膳食，不挑食偏食，然后适当多吃含铁、维生素 B12、叶酸的食物，如动物的肝、心及海带、黑木耳等。

（3）消耗过多：腹泻、新生儿溶血病、感染、出血、慢性消化道炎症等都能导致贫血，孩子一旦确诊此类疾病，要抓紧治疗，减少贫血的发生。

**治疗及家庭护理**

孩子如果患了缺铁性贫血，可以通过日常饮食来调理。

（1）高蛋白质饮食：蛋白质是合成血红蛋白的原料，应注意膳食补充，每日进食适量的动物肝脏、瘦肉类、蛋、奶及豆制品等优质蛋白质食物。

（2）适量摄入脂肪：脂肪不可摄入过多，否则会使消化吸收功能降低而抑制造血功能。

（3）进食含铁丰富的食物：如菠菜、紫菜、动物肝、动物血及山楂等，提倡使用铁锅。

（4）进食含维生素丰富的食物：维生素 B 和维生素 C 对防治贫血有很好的效果。

（5）纠正不良的饮食习惯：如偏食、挑食、喜吃零食等。

**中医来支招——食疗方**

小儿贫血除药物治疗外，也可采用食疗的方法，即所谓的"药食同源"。中医认为脾为气血生化之源，且肝肾为精血之源。中医主张贫血孩子多服用健脾养肝补肾的食物。薏米、山药、大枣、花生、莲子、黑芝麻、赤小豆、龙眼肉、蜂蜜等药食两用之物都适合用来制成营养食谱，给贫血孩子服用。

（1）糯米 300 克、薏米 50 克、大枣 20 枚、莲子 20 克、山药 30 克、白扁豆 30 克。同煮烂粥服食。

（2）黑木耳 30 克、红枣 30 克。煮熟后加少量红糖服用。

（3）黑木耳 25 克、瘦肉 100 克。加水炖煮，加盐调味，食肉服汤。

（4）龙眼肉 10 克、花生米 12 克、薏米 30 克、红枣 10 克。同煎服汤。

另外，猪肝饭、海带鸭血汤等也不错。动物的肝脏含有丰富的铁和造血营养素，如维生素 B、维生素 C 和叶酸，可以改善缺铁性贫血，是常见的补血食物。鸭血中含有丰富的蛋白质及多种人体不能合成的氨基酸，所含的红细胞素也较高，还含有铁等矿物质和多种维生素，这些都是孩子造血过程中不可缺少的物质。而海带则含有对造血组织功能有促进作用的碘、锌、铜等活性成分。

**专家点评**

贫血是儿科的常见疾病，对小儿的生长发育、智力情绪均有影响。小儿贫血常发生在婴幼儿时期，年幼儿比年长儿更易发生贫血。婴幼儿没有表述能力，贫血的症状需要家长细心观察才能发现。皮肤黏膜苍白是贫血最常见的症状，常表现为面色、口唇、眼睑部位苍白。婴幼儿还有反复哭闹、胃口差等情况，家长一旦发现孩子有上述情况，应及时前往医院抽血检查，找出什么原因引起的贫血，如厌食或挑食使得营养摄入不足，或慢性腹泻引起营养吸收不好，这些原因都会引起贫血，应及时予以纠正。

# 第三节 尿频

小儿尿频是指孩子小便次数多，差不多每隔十几分钟就要上一次厕所。尿频在中医学中可归属于"淋证"的范畴，与肾、膀胱的关系最为密切。如果孩子体质虚弱，肾气不固，膀胱约束无力，就会发生小便频数。

**症状**

尿频的孩子一般每次尿量并不多，尿液的颜色大都没有明显变化。孩子不会表达，尿频时也很少会说自己肚子胀、尿尿时疼痛等，常以小便次数多为唯一的表现。

**病因**

首先，孩子短时间内的小便次数增多不一定是病。孩子膀胱小，如果大量喝饮料，或摄入过多的蛋白质食物及瓜果，引起尿量增加，此时只能靠增加排尿的次数来排出增加的尿液，从而形成尿频。有些孩子特别兴奋，也可导致小便频频。这类尿频都是生理性的，不能说是病。

病理性的原因可包括泌尿系统感染、结石、肿瘤，甚至糖尿病等，这些疾病均可出现小便次数增多的表现。当发现孩子反复尿频时，要及时到医院检查，通过做详细的检查可以确诊。最常见的原因包括以下几种：

（1）泌尿道炎症：包括膀胱炎、肾盂肾炎等，孩子除尿频外还可有尿急、尿痛或发热表现。

（2）特殊疾病：如果尿频伴尿量多，同时有口渴多饮、消瘦的情况，应考虑糖尿病可能。尿崩症也会导致明显的尿频。

（3）尿道局部因素：尿道口发炎、包皮过长，或蛲虫刺激阴部等，会导致尿频。此类尿频孩子一般无全身症状，仅有局部不适。

还有一类尿频称为神经性尿频，与孩子精神紧张有关，临床相关检查均无异常。神经性尿频睡眠后则无症状，孩子在上床睡觉前、吃饭时、上课时或父母训斥后尿频会加重。本病好发于学龄前儿童，尤以 4～5 岁为多见，主要表现为每日排尿次数增加，可以从正常的每日 6～8 次增加至 20～30 次，甚至每小时10 多次，每次排尿量很少，有时仅几滴，入睡后小便次数正常。

### 治疗及家庭护理

尿频影响着孩子的正常生活，更会让爸爸妈妈们担心不已。对已形成尿频习惯的孩子，家长应通过正确训练，帮助孩子建立正常的排尿反射。

#### 1. 规定一个排尿间隔时间

开始可定为 1 个半小时。白天，不管孩子想不想小便，到了 1 个半小时，就让孩子主动排尿一次。如果没有到时间，即使孩子有小便的感觉，也要鼓励他暂时忍着。经过一段时间，孩子适应后，可以把间隔的时间逐步延长到 2 小时、3 小时，直到他能控制正常的尿意，不再有频频小便的现象。当然，如果孩子某段时间喝水很多，也不能机械地限制，在夜间睡眠时不必限时。

**2. 着手改变孩子的生活氛围和学习环境**

（1）多安排一些有趣的游戏活动，让孩子经常和没有尿频的小朋友一起玩耍，以分散他的注意力，抑制排尿中枢的兴奋性。

（2）如果孩子排尿次数仍然较多，不要粗暴指责，以免对孩子的大脑皮质产生恶性刺激，反而使症状加重。

（3）白天适当控制孩子的饮水次数，减少尿量的刺激。

（4）避免让孩子喝糖开水、甜饮料和茶叶水。

**温馨小贴士：**

**如果孩子被诊断为神经性尿频，怎么办？**

如果是神经性尿频，心理疏导很重要。首先，家长不能因为孩子小便次数多而责骂孩子，或是当着别人的面说孩子尿频的事情，使孩子产生自卑或紧张情绪。其次，家长应适当引导孩子，鼓励孩子将2次排尿间隙的时间尽可能延长，并记录每日2次排尿间隙的最长时间，如有进步，可适当给予奖励。不能简单重复地叮嘱孩子减少排尿次数，因为不断叮嘱也是一种刺激，会使孩子反复把注意力集中在尿频这件事上。另外，家长要多带孩子参加一些轻松愉快的游戏，避免精神过度紧张。

**中医来支招——食疗方**

一般认为，尿频不建议吃药，可配合膳食疗法。

（1）芡实粥：芡实20克、粳米100克，煮烂成粥，加覆盆子20颗及糖1匙。具有补肾缩尿作用。

（2）冬瓜汁：尿频时还伴有烦渴者可服用。取冬瓜去皮，切碎用纱布绞汁服，每次 60 毫升。

此外，还可食用玉米粥、高粱米粥、小米粥、赤小豆粥等，对有慢性泌尿系统感染的孩子有帮助。还可吃些冬瓜、萝卜、甘蔗、橘子之类的蔬菜瓜果。

**专家点评**

孩子膀胱储尿量小，一旦不控制饮食，摄入大量水分就更容易使尿量增多。许多孩子不懂得憋尿，没有体会过膀胱充盈的感觉，所以频繁小便。这类尿频大多病程较长，孩子每次小便量都不多，除了小便次数多以外没有其他症状，中医认为尿频的孩子有肾气亏虚可能，需要补肾缩尿治疗。

女孩尿道短，尿道口又与肛门临近，受生理结构影响，尿道口容易感染。小女孩自己没有能力保持尿道口的卫生，家长稍不注意，就会使局部受到感染。如果女孩短期内出现小便次数多、尿道口周围皮肤发红，要考虑尿路感染可能。

# 第四节　遗尿

夜间尿床称为遗尿，是指 5 岁或以上的孩子在睡眠时不自觉的排尿现象。一般来说，孩子偶然有 2 次尿床并不算是一种疾病，随着年龄增长，尿床的现象通常都会自然消失。相反，频繁而持续的尿床可视为一种病，需要相关的心理和药物治疗。中医认为，遗尿与肾、膀胱关系最为密切，如果肾虚不能制约水道，膀胱约束无力，可致遗尿。

**症状**

大部分遗尿孩子只有尿床症状，临床相关检查结果都正常。也有一部分孩子的遗尿可能与隐匿的病理因素有关，如脊柱隐裂等，必须给予适当的治疗。

**病因**

正常情况下，孩子的排尿功能受大脑控制，当膀胱胀满时会发出信号给大脑，大脑反馈使膀胱排尿，如果这一机制发育不全或失调，就可引发遗尿。

（1）遗传因素：遗尿具有明显遗传倾向性。调查显示，如果孩子的父母都有遗尿现象，其后代遗尿发生率为77%。如果父母中一人单发，孩子遗尿发病率为25%。

（2）睡眠深沉：有些孩子的大脑对膀胱充盈的感觉不敏感，不能及时醒来排尿。

（3）膀胱夜间控制能力发育迟缓：部分孩子的遗尿是由于膀胱夜间控制能力发育迟缓造成的，所以这些孩子的遗尿症状可随着年龄的不断增长而改善。

（4）疾病因素：蛲虫症、尿路感染、肾脏疾患、脊柱隐裂、脊髓损伤等都会引起遗尿，但因病引起的遗尿只占很小的比例。

（5）养育方式不当：父母没有及时训练孩子排尿的良好习惯，使用尿不湿任其随意排尿，使得孩子的大脑皮质排尿觉醒发育延缓。

**治疗及家庭护理**

遗尿给孩子和家长都带来了极大的痛苦，必须及时治疗。

**1. 培养良好排尿习惯**

除常规药物外，孩子排尿习惯的培养是十分重要的。家长白天要避免孩子过度疲劳，如果孩子因为遗尿导致夜间无法正常休息，可以在白天睡1～2个小时。父母夜间可用闹钟唤醒孩子起床排尿1～2次，孩子排尿时必须让他清醒，让孩子多走几步上厕所，这样有助于他觉醒。如此反复刺激才可使孩子养成良好的排尿习惯。家长千万不要因为怕麻烦而每晚给孩子垫尿布，这样不利于孩子排尿习惯的培养。

**2. 注重心理治疗**

遗尿会给孩子带来害羞、焦虑、恐惧等情绪，严重影响孩子的自尊。家长应对孩子劝慰鼓励，少责罚孩子，以减轻孩子的心理负担，并且做到不在其他孩子面前指责孩子尿床。帮助孩子树立自信是治疗成功的关键。

### 3. 良好生活习惯

家长要培养孩子形成良好的生活习惯，如晚饭后减少喝水，不喝含有咖啡因或具有利尿作用的饮料，白天避免过度兴奋，睡前排空膀胱等。

### 4. 尿床后的处理

夜间孩子尿床后，父母要尽快为他换上干净的床褥和衣物，避免着凉，并可在帮他做清洁时小声、温柔地告诉他："长大了，不可以尿床了哦！"另外，每日为孩子做一个小记录，如孩子这几日没有尿床，父母就应给予奖励。

### 5. 药物治疗

如果孩子夜尿频繁，需要配合药物控制，中医对遗尿有一定的控制作用。

### 6. 孩子遗尿的饮食宜忌

宜

（1）温补固涩食物。肾气不足者宜食，如糯米、鸡内金、鱼鳔、山药、莲子、韭菜、黑芝麻、桂圆、乌梅等。

（2）清补食物。肝胆火旺者宜食，如粳米、山药、莲子、鸡内金、豆腐、银耳、绿豆、赤豆、鸭肉等。

（3）干饭。孩子晚餐宜吃干饭，以减少摄水量。

（4）动物性食物。宜吃猪腰、猪肝和羊肉、狗肉等食物。

忌

（1）牛奶、巧克力、柑、橘。饮食中牛奶、巧克力和柑橘类水果过量，是造成小儿夜间遗尿的主要原因，其中牛奶过量造成的遗尿达60%。这些食物可使孩子膀胱壁膨胀，容量减少，同时还可使孩子睡眠过深，有尿意时不能清醒，导致遗尿。

（2）辛辣、刺激性食物。小儿神经系统发育不成熟，易兴奋，若食用这类食物，可使大脑皮质的功能失调，易发生遗尿。

（3）白天限制饮水。对于遗尿者，白天不要过度限制其饮水量，要求孩子每日至少有1次随意保留尿液到有轻度胀满不适感，以锻炼膀胱功能。

（4）晚餐后饮水多。下午4时以后，督促小儿控制饮水量，忌用流质饮食，晚餐尽量少喝汤水，以免加重肾脏负担，减少夜间排尿量。

（5）多盐、多糖和生冷食物。多盐、多糖皆可引起多饮多尿，生冷食物可削弱脾胃功能，对肾无益，故应禁忌。

（6）玉米、薏米、赤小豆、鲤鱼、西瓜。这些食物因味甘淡，利尿作用明显，可加重遗尿病情，故应忌食。

**中医来支招——外治法**

由于小儿遗尿病程长，坚持服药多有困难，因此中医外治法成了目前治疗小儿遗尿症的重要手段。现介绍几个操作方便的中医特色外治法，家长可自行选用协助孩子改善症状。

**1. 推拿疗法**

（1）摩腹（关元穴、气海穴、水道穴）（图5-3）

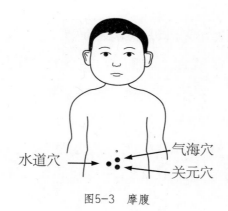

图5-3 摩腹

位置：关元穴位于下腹部，前正中线上，当脐中下 3 寸。气海穴位于下腹部，前正中线上，当脐中下 1.5 寸。水道穴位于脐中下 2 寸，前正中线旁开 2 寸。

手法：用手掌按摩肚脐周围 3 ～ 5 分钟（关元穴、气海穴、水道穴）。

（2）指揉水泉穴（图 5-4）

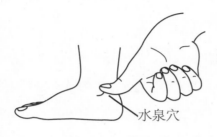

水泉穴

图5-4　指揉水泉穴

位置：水泉穴位于脚的内踝后下方。

手法：用食指或拇指指端按揉水泉穴，每次揉 1 ～ 3 分钟。

（3）捏脊法（参见 p.31 图 1-6）

位置：尾椎穴在脊柱两侧。大椎穴在颈后突出位。

手法：孩子俯卧位，背部裸露，涂抹适量爽身粉，用双手的中指、无名指和小指握成半拳状，食指半屈，拇指伸直对准食指前半段，然后顶住孩子皮肤，拇指、食指前移，提拿皮肉，同时向上捻动，自两旁尾椎穴向前推动至两旁大椎穴。此种捏脊以脊柱下部为主，这个部位是肾俞、大肠俞的所在，每日给孩子捏上 3 ～ 5遍，可起到补肾固摄的作用。

**2. 敷贴疗法**

（1）五倍子、肉桂各等分，研细末，以葱汁调和均匀，敷于脐部，纱布固定，每 2 日换 1 次。

（2）五倍子、何首乌各 3 克，共研细末，醋调后敷脐部，纱布覆盖，每晚换药1次，连用3～5次。

（3）麻黄2份、益智仁1份、肉桂1份，共研细末，用瓷瓶或玻璃器皿贮存，勿令泄气。每次取3克，以少量食醋调成饼状，敷于足心，外用胶布固定，36小时后取下，间隔6～12小时再以上药敷脐。敷3次后改为每周敷脐1次，连用2次，以巩固疗效。

**专家点评**

由于一次性尿布的普及应用，有的孩子到五六岁了还在夜里使用尿布，这就拖延了孩子排尿觉醒能力的发育。遗尿会给孩子带来严重的心理负担，常会因此感到害羞、焦虑，拒绝与同龄孩子接触等，严重的会影响孩子的自尊。治疗关键首先是排除病理因素，尽早让孩子养成排尿觉醒的习惯，每晚敦促孩子在夜间起床，在绝对清醒下自行排尿，不能长期依赖尿布。另外，要调节孩子的心理，避免对孩子训斥，特别当着孩子的面向旁人抱怨，会加重孩子的心理负担。

# 第五节　肾炎

小儿肾炎一般指肾小球肾炎，是一种双侧肾脏的弥漫性疾病。小儿肾炎最典型的症状有水肿、少尿、血尿、高血压等，病程一般为4～6周。

本病中医属于"水肿"范畴，并以"阳水"、"风水"、"尿血"等多见。中医认为感受外邪、正气不足，导致肺脾肾三脏功能失调而发为本病。

**症状**

小儿肾炎的病情是在不断演变的。前期先有感染症状，之后又可根据孩子的具体情况分为急性期和恢复期两个时期。

**1. 前期感染症状**

没有特殊表现，孩子常有急性扁桃体炎、皮肤脓疱病等。可以表现出与平常感冒相似的症状，如低热、头晕、恶心、呕吐、食欲减退等症状，常被家长忽视。

**2. 急性期症状**

（1）水肿和少尿：水肿是肾炎最常见的早期症状。肾炎的孩子水肿一般是从颜面部开始。家长首先会看到孩子眼皮变厚，孩子自觉眨眼时眼皮活动没有平时灵活。颜面部水肿用手指按压不会凹陷。其后，水肿会逐渐遍及全身。少尿是水肿期间非常明显的症状，少尿的严重程度与水肿同步。孩子水肿明显时尿量也明显减少，当 1 ～ 2 周后尿量逐渐增多，水肿也渐渐消退，可以视为一组症状。

（2）血尿：大部分孩子只是尿常规检测中发现小便有隐血，仅有少部分孩子的血尿会非常明显，尿液可见鲜红似洗肉水样。

（3）高血压：高血压需要检查才能发现。在孩子发病初期，还未考虑肾炎诊断时，孩子会自诉头痛、记忆力减退、睡眠不佳等症状，此时要警惕高血压可能，有条件时及时监测血压。

**3. 恢复期症状**

孩子水肿消退，尿量逐渐恢复正常，血尿消失，血压下降。

需要注意的是，小儿肾炎的临床表现是由以上症状共同组成的，家长不能抓住其中一点（如小便隐血）就贸然认为是小儿肾炎而盲目用药。肾炎的诊断必须由儿科医生来确诊。

**病因**

此病常发生在孩子上呼吸道感染后，由于感染激发了孩子体内的免疫反应，导致肾小球损害而发病。小儿急性扁桃体炎、猩红热、皮肤感染等疾病是小儿肾炎常见的先驱感染。

### 治疗及家庭护理

（1）休息少动：孩子的自我约束能力差，容易玩得过累，睡眠不足，家长要特别注意安排好孩子的作息时间，不宜劳累，保证充分休息。

（2）低盐饮食：饮食要注意少盐，对血压还没有降到正常的孩子，这点十分重要。但饭菜无盐又会影响食欲，所以宜用低盐饮食。在浮肿和高血压消失后，才可改为普通饮食，但也要清淡，不可过咸。馒头和苏打饼干中也含有钠，最好不要给孩子吃。可以让孩子吃一些新鲜蔬菜和水果，以补充体内维生素。

（3）部分孩子不宜多饮水：一般肾炎不必限制饮水，有水肿的孩子，多数不会口渴，不必喝太多水。水肿严重、尿量又少的孩子，则要限水；急性肾功能衰竭的孩子更应严格限水，如无需要，不要静脉滴注液体。千万不要以为尿少是水不够，而用喝水的办法来利尿。

（4）预防皮肤感染：感染常是诱使肾炎复发的原因。衣服不宜久穿不换，要经常洗澡换衣，保持皮肤清洁，可防止皮肤感染。

（5）预防感冒：要保持室内空气新鲜，尽量不带孩子去商店、影院等公共场所。注意根据气候变化增减衣服，预防感冒。

（6）治疗用药按时按量：治疗肾病，大多需要服用激素类药物。服用激素的孩子，一定要在医生的指导下，随病情好转，逐渐减量直至停药。家长要督促孩子按时按量服药，切不可随意减量和停药，以免造成病情反复。

### 中医来支招——食疗方

（1）鲫鱼冬瓜汤：鲫鱼 250 克，冬瓜 500 克。

将鲫鱼洗净，去肠杂及鳃与冬瓜（去皮）同煎汤。每日 2 次，吃鱼饮汤。有清肺利尿、消肿的作用。

（2）茅根汤：白茅根 60 克，白糖 25 克。

将白茅根洗净后切碎，放入砂锅内，加水适量，煎汤去渣，然后加入白糖，溶化后即可饮用。以上为1日量，分2～3次当茶温热饮用，连服1～2周，直至肾炎痊愈。有清热利尿的作用。

（3）瓜皮赤豆汤：冬瓜皮、西瓜皮、白茅根各20克，玉米须15克，赤小豆200克。

先把赤小豆放入砂锅内，加入温水适量，浸泡1～2小时。再把冬瓜皮、西瓜皮、白茅根、玉米须一同放入泡赤小豆的砂锅内，加些冷水，煮沸后改用小火再煮半小时即可。以上为1日量，煎成后去渣，分作3次，温热饮用，直至水肿消退。有利水、消肿的作用。

**专家点评**

小儿肾炎的饮食调理非常重要，所以家长应在医生的指导下对孩子的饮食合理调整，才能更好地照顾好患肾炎的孩子。

在肾炎初期一定要严格控制盐量，过多的盐会使水分潴留。等到孩子的尿量增多，就可以逐渐增加盐量。蛋白质的代谢废物由肾脏排出，在肾病急性期要控制蛋白质摄入。但蛋白质在孩子的生长发育中占有极为重要的作用，如果孩子尿量逐渐增多，水肿消退，化验血中尿素氮（BUN）指标恢复正常，可以恢复正常的蛋白质摄入。肾炎限水也要看情况，对于水肿严重、尿量很少的孩子，限水是十分必要的，也有些家长看到孩子小便少，以为是水喝得不够而盲目饮水，这样的做法是错误的。

另外，小儿急性扁桃体炎、猩红热、皮肤感染等疾病是小儿肾炎常见的先驱感染，一旦孩子被确诊为以上疾病，家长要多留一个心眼，仔细观察孩子有无类似肾炎表现，如有可疑，及时就诊。

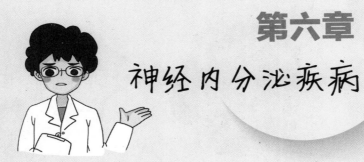

# 第六章
## 神经内分泌疾病

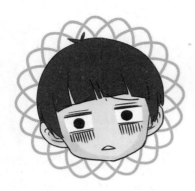

急诊关键词：发热1小时，抽搐一次 高热惊厥
急诊小患儿：天天（3岁2个月 男孩）

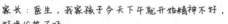

家长：医生，我家孩子今天下午就开始精神不好，好像发热了呀。

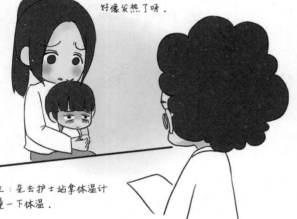

医生：先去护士站拿体温计测量一下体温。

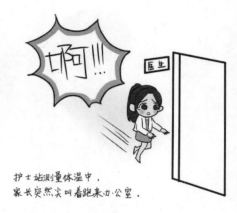

啊！！！

医生

护士站测量体温中，家长突然尖叫着跑来办公室。

家长：医生，你快过来看看我家孩子，他突然两眼上翻，抽筋了，叫他也不答应。

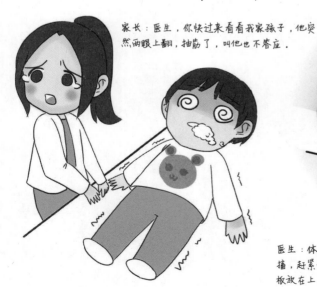

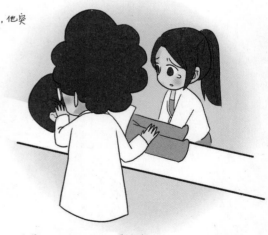

医生：体温39.5℃，不好，口唇发紫，口吐白沫，手脚抽搐，赶紧让孩子侧卧，解开衣领。（医生用软布包裹压舌板放在上、下磨牙之间，并按压孩子的人中、合谷、内关等穴位。）

孩子终于苏醒过来……

医生：初步诊断是热性惊厥，先予镇静退热治疗，查个血常规，需观察几天，并做进一步检查，如血糖、血电解质、头颅CT、脑电图等，排除其他疾病。

家长：好的，谢谢医生。

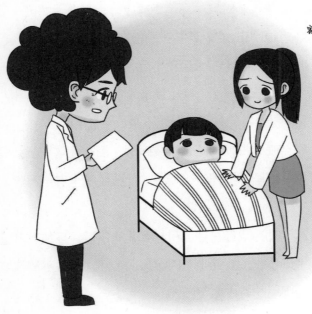

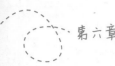
# 第一节 夜啼

　　婴儿白天能安静入睡，入夜则啼哭不安，时哭时止，或每夜定时啼哭，甚至通宵达旦，称为夜啼。多见于新生儿及 6 个月内的小婴儿。

**病因**

　　有些家长发现孩子晚上会哭闹不止，但不清楚什么原因引起的，所以束手无策，现在我们就来了解一下孩子哭闹的原因。

　　**1. 生理性哭闹**

　　（1）环境不适应：有些孩子对自然环境不适应，黑夜白天颠倒。父母白天上班他睡觉，父母晚上休息他"工作"。若将孩子抱起和他玩，哭闹即止。

　　（2）白天运动不足：有的孩子白天运动不足，夜间不肯入睡，哭闹不止。这些孩子白天应增加活动量，孩子累了，晚上就能安静入睡。

　　（3）午睡时间安排不当：有的孩子早晨起不来，到了午后 2～3 点才睡午觉，或者午睡时间过早，以至晚上提前入睡，半夜睡醒，没有人陪着玩就哭闹。这些孩子早晨可以早些唤醒，午睡时间作适当调整，使孩子晚上有了睡意，就能安安稳稳地睡到天亮。

　　（4）其他：环境温度过冷或过热都会引起婴儿的不适。环境温度过高、出汗多，婴儿会因口渴而哭闹不止。婴儿也可因湿疹、多汗、皮肤不清洁等引起的瘙痒或因蛲虫爬至肛门周围引起奇痒而哭闹。

　　**2. 病理性哭闹**

　　口腔溃疡而引起的哭闹往往在吃奶或进食时发生。

　　腹痛如肠套叠（表现为阵发性剧烈的哭闹，同时面色苍白、呕吐、排出果酱样大便）、急性阑尾炎（持续性哭闹、发热，一旦阑尾穿孔后哭闹加剧）、嵌顿性腹股沟疝（腹痛剧烈，孩子常用手抚摸嵌顿处，出现呕吐）、肠痉挛（一阵阵哭闹，安静一段时间后又因肠痉挛而再哭闹）等。

多种原因引起的头痛会使婴儿哭闹，如发热、脑膜炎时一阵阵尖声哭叫。

外耳道炎、疖肿，喂奶时当孩子患侧耳朵贴近妈妈身体时或牵拉患侧耳朵时哭闹得更厉害。

**温馨小贴士：**

如何识别生理性哭闹和病理性哭闹？

一般来说，"生理性"哭闹的孩子一般情况良好，饮食正常，哭声洪亮，哭闹间隙期面色、精神正常，当消除哭闹因素后哭闹停止。"病理性"哭闹的孩子哭声不同寻常，有时尖叫，声音嘶哑，常突发性剧哭；伴有发热时精神萎靡，面色苍白，有时伴有呕吐、腹泻，大便有血，需去医院进一步查明原因。

**治疗及家庭护理**

对于夜啼孩子，家长还是要加强平日的护理。

（1）要注意防寒保暖，但也应避免衣被过暖。

（2）注意保持周围环境安静祥和，检查衣服被褥有无异物刺伤皮肤。

（3）婴儿无故啼哭不止，要注意寻找原因，如饥饿、过饱、闷热、寒冷、虫咬、尿布浸渍、衣被刺激等，尽早除去引起啼哭的原因。

**中医来支招**

**食疗方**

（1）生姜红糖汤：生姜10克、红糖15克。生姜切片，加适量红糖、水煎服。可温中散寒。主治：小儿脾胃虚寒夜啼，大便溏泄，腹中冷痛。

（2）赤小豆甜饮：赤小豆、白糖适量。赤小豆加水煮烂后酌加糖，代茶饮。

可清心火安神。主治：小儿夜卧不宁，多梦易惊，口干多饮。

（3）莲子饮：莲子30克。煎水代茶饮。可清心养神。主治：治小儿惊乍不安，手足心热，盗汗，口干多饮。

**外治法**

**1. 针灸疗法**

（1）中冲放血（图6-1）

取穴：中冲即手中指末节尖端中央。

方法：穴位常规消毒，用小号三棱针在双侧中冲穴点刺放血，出血2～3滴，隔日1次。一般1～2次即可。

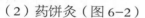

图6-1 中冲

（2）药饼灸（图6-2）

取穴：中脘（位于人体上腹部，前正中线上，当脐中上4寸）。

方法：以吴茱萸、肉桂研成的细末做成药饼，隔饼灸中脘，每次灸20分钟左右。每日1次，一般灸3次即可见效。

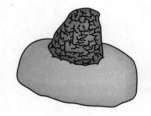

图6-2 药饼

**2. 推拿疗法**

（1）补脾经（参见 p.60 图2-5）

位置：拇指螺纹面。

手法：旋推法。

主治：脾胃虚寒型（表现为啼哭时哭声低弱、睡喜蜷曲、四肢欠温等）。

（2）清心经（图6-3）

位置：中指螺纹面。

手法：掐3～5次，自指根推向指尖。

主治：心经积热型（表现为啼哭时哭声较响、哭时面赤唇红、烦躁不宁等）。

（3）清肝经（图6-4）

位置：食指螺纹面。

手法：由指根推向指尖。

主治：惊恐伤神（表现为夜间突然啼哭、神情不安、面色乍青乍白等）。

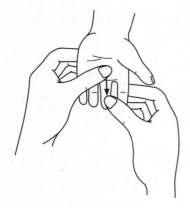
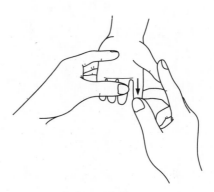

图6-3　清心经　　　　　　　　　　图6-4　清肝经

### 3. 贴敷疗法

敷涌泉：吴茱萸、栀子各5克，共研细末，鸡蛋1个，取其蛋清，将药末调制成2个药饼，于晚间睡前敷双足涌泉穴，以30～40分钟为宜。

**专家点评**

对于夜啼孩子，家长应以加强护理为主，辨别是生理性还是病理性，要排除饥饿、过饱、闷热、寒冷、虫咬、尿布浸渍、衣被刺激等原因。"病理性"哭闹的婴儿哭声不同寻常，有时尖叫，声音嘶哑，常突发性剧哭；伴有发热时精神萎靡，面色苍白，有时伴有呕吐、腹泻，大便有血，需去医院做检查以明原因。

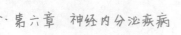

# 第二节　多汗

孩子出汗过多，易造成阴津亏损，阳气受伤。在分泌的汗液中，主要成分是水、钠、氯及锌元素，故出汗多的孩子容易丢失更多的水分、盐和锌元素，从而导致血锌降低。锌是人体必需的微量元素，它与儿童的生长发育、免疫功能、视觉以及性发育密切相关。同时出汗过多，皮肤毛孔开放，易引起孩子受凉感冒，增加反复呼吸道感染的概率。

**病因**

孩子出汗多大致可归为生理性和病理性两大类。

**1. 生理性多汗**

小儿出汗大多数是正常的出汗，也称生理性出汗，可以有以下诸多原因：

（1）孩子天生喜欢运动，为了散去运动产生的过多热量，身体常常通过出汗蒸发而带走热量。这是小儿最常见的出汗原因。待孩子停止玩耍安静后，出汗也就停止了。

（2）炎热季节气温接近人体时，人体为了散去多余热量而出汗。如果进入较低气温的空调房间，出汗很快停止。

（3）衣被过厚，保护过度。这种孩子常常因穿衣过厚或睡觉时盖被过厚，以致大汗淋漓。适当减少衣被，出汗就会停止。

（4）进食时人体热量突然增加，医学上称为"食物特殊动力作用"，尤其食辣味、高蛋白饮食出汗更多。这种原因造成的出汗以鼻尖、额部、颈部出汗最多，停止进食后出汗即停。

（5）哭吵、过度紧张或恐惧，也会因为交感神经高度兴奋而出汗，例如孩子怕打针哭吵、紧张而全身大汗，情绪稳定后出汗即止。

（6）孩子尤其婴幼儿刚入睡时，额部出汗是交感神经兴奋过度引起的，也是家长们观察到的孩子出汗最多的一种。这种出汗入睡后很快停止，是生理性出汗，随着年龄增长出汗逐渐减少最后消失。

此外，孩子生理性出汗往往精神良好、面色正常、无特殊疾病表现，出汗原因停止或去除后，会很快停止出汗。家长大多能识别。

**2. 病理性多汗**

孩子出汗形成及伴有的表现常可作为医生诊断孩子疾病的依据。病理性多汗可分为虚汗、盗汗、冷汗、热汗等。

（1）虚汗：身体虚弱的孩子因为白天活动后很疲劳，入睡后常常较长时间多汗。此种多汗的孩子平时容易患呼吸道感染，如反复感冒或肺炎，还常伴有营养不良性疾病。

（2）盗汗：患结核病的孩子入睡后全身多汗，直到天亮醒来时仍全身有汗，甚至汗浸湿内衣，孩子晨起很软弱，并有咳嗽、消瘦、低热、生长迟缓等表现。

（3）冷汗：一些孩子生病多汗时表现有面色苍白或死灰、呼吸急促、四肢冰冷，此为冷汗。这常常是急性病表现，如低血糖，各种原因的休克，血压下降，过度劳累或过度惊吓引起的虚脱，这些有冷汗的孩子如果不及时抢救，短时间内会危及生命。

（4）热汗：所谓热汗是孩子在出汗时面色红、精神正常、四肢温暖或温度高，有时可见头及全身冒蒸气。这种多汗比起冷汗病情较轻，但仍属于病理性多汗。常见于各种原因的炎症性疾病引起高热、用了退热药后的出汗，也可见于甲状腺功能亢进的多汗（手足为主），风湿病类退热时的出汗等。

（5）其他：小儿局部性多汗、半边身体多汗、身体不对称的多汗，虽少见，也多为病理性多汗。

### 治疗及家庭护理

（1）家长如果发现孩子出汗多，首先应该寻找多汗的原因。如果是生理性多汗的话，家长不必过分忧虑，只要除去导致孩子出汗多的因素就可以了。炎热夏季需经常开窗通风，必要时用电扇或开空调，但要注意风不要直接对着孩子吹，尤其在孩子睡着后，风直接吹向孩子，容易使其受凉。

（2）注意孩子的衣着及盖被。我们主张孩子比大人多穿一件衣服，但是活动时要减去一件衣服，从小锻炼孩子的抗寒能力。

（3）家长需要及时给孩子补充水分，给出汗多的孩子最好喂淡盐水，因为孩子出汗与成人一样，除了失去水分外，同时失去一定量的钠、氯、钾等电解质。给孩子喂淡盐水可以补充水分及钠、氯等盐分，维持体内电解质平衡，避免脱水而导致虚脱。

（4）家长应及时给出汗的孩子擦干身体。勤洗澡，及时更换内衣、内裤。

（5）发现孩子多汗，家长应仔细观察孩子有无其他并发症状，区分是生理性多汗还是病理性多汗，如果考虑是病理性多汗，应及时去医院就诊。

（6）注意多汗孩子平时的饮食宜忌。当孩子出汗时的症状表现为精神萎靡、容易疲劳、面色淡白、活动时爱出汗、易患感冒、语声低等，属于气虚表现。对于这样的孩子要注意忌口，平时不要让他吃生冷冰镇的食品和坚硬不易消化的食物，而应该多吃一些具有健脾补气作用的食品，如薏米、黄芪、山药、扁豆、莲子、大枣等。

如果孩子在睡觉时出汗、醒时汗止、形体消瘦、皮肤干燥无光泽、两颧红、手足心热、大便干燥、小便黄、烦躁不宁等，属于阴虚表现。要忌口不吃煎、炸、烤、熏、油腻不化及辛辣食物。此外，还可服用一些中药，如孩儿参，南沙参、天花粉、石斛、大枣、黄精等，有养阴敛汗的功效。

### 中医来支招——中成药治疗

（1）玉屏风口服液，每日3次，1次1支。作用：益气、固表、止汗。用于表虚不固，自汗恶风等。

（2）虚汗停颗粒，每日 3 次，1 次 1 袋。作用：益气养阴，固表敛汗。用于气阴不足的盗汗，自汗。

（3）槐杞黄颗粒，每日 2 次，1～3 周岁，每次半袋；3～12 周岁，每次 1 袋。作用：益气养阴。适用于气阴两虚引起的儿童反复感冒。

**专家点评**

小孩天生好动，容易出汗，大多是属于生理现象，家长只要注意护理就行。

白天在孩子活动兴奋前先把他的外套脱掉，减少过热出汗。对于夜间盗汗的孩子，刚入睡时被子盖少些，等孩子睡深了再加盖被子。临睡前有喝奶习惯的孩子，最好在睡前 1 小时喝完，等热量散发了，再入睡，夜里洗澡或泡脚时间也不宜过长。容易出汗的孩子一般也容易受寒，所以家长可以预备几块干毛巾，轮换垫在孩子背部，一阵出汗后及时换掉，避免受寒。如果出汗多伴随疲倦少力、反复生病等情况，就应该带孩子去医院检查，排除婴幼儿活动性佝偻病等疾病。出汗过多会造成孩子体虚，还可去中医辨证调理。

# 第三节　枕秃

婴儿头上，也就是脑袋跟枕头接触的地方，出现一圈头发稀少或没有头发的地方，这就是枕秃。

**病因**

婴儿大部分时间都是躺在床上，脑袋跟枕头接触的地方容易受热出汗使头部皮肤发痒，而因为他还不能用手抓，也无法用言语表达自己的痒，所以通常会通过左右摇晃头部的动作来"对付"，经常摩擦后，枕部头发就会逐步减少，这是发生枕秃最常见的原因。此外，妈妈孕期营养摄入不够、枕头太硬、缺钙也会引起枕秃现象。

**治疗及家庭护理**

如果孩子出现枕秃，家长可以这么做——

（1）加强护理：给孩子选择透气、高度适中、柔软适中的枕头，随时关注孩子的枕部，发现有潮气，要及时更换枕头，以保证孩子头部的干爽。

（2）调整温度：注意保持适当的室温，温度太高引起出汗，会让孩子感到不舒服，有时也容易引起感冒等其他疾病的发生。

如果确定孩子是缺钙引起的枕秃，有以下对策：

（1）晒太阳：这是最天然的一种补钙方法，每日带孩子到户外晒晒太阳，紫外线的照射可以使人体自身合成维生素D。

（2）补钙剂及鱼肝油：如果遇到不适合外出的季节，可以根据医嘱，额外补充适量的钙剂及鱼肝油，以满足身体需要。

（3）食补：对于已经开始接触辅食的孩子来说，通过各种食物来补钙，不仅有益于身体健康，同时也让孩子有机会尝试更多的食物。

**温馨小贴士：**

如何判断孩子缺钙？

孩子身体内缺钙的主要原因是缺乏维生素D，维生素D可以促进钙的吸收和利用。当孩子体内维生素D不足时，钙的吸收就会减少，而引起缺钙，严重的话会影响孩子骨骼的生长发育，出现"佝偻病"。家长可以通过以下几个方面判断孩子是否缺钙。

**1. 出汗**

缺少维生素D会使孩子出现与室温、季节无关的多汗，出汗最多是在入睡后的后半夜，头后枕部为多，慢慢形成了枕秃圈。

**2. 精神烦躁**

孩子烦躁磨人、不听话、爱哭闹、对周围环境不感兴趣、不如以往活泼、脾气怪等。

**3. 睡眠不安**

孩子不易入睡，易惊醒、夜惊、早醒，醒后哭闹难止。

**4. 出牙晚**

正常孩子4~8个月开始出牙，而有的"缺钙"孩子到1岁半时仍未出牙。

**5. 前囟门闭合晚**

正常孩子1岁半前囟门闭合，"缺钙"孩子闭合延迟。

**6. 其他骨骼异常表现**

方颅、"肋骨串珠"、"鸡胸"和"漏斗胸"。当孩子站立或行走时，由于骨头较软，身体的重力使孩子的两腿向内或向外弯曲，就是所谓的"X"形腿或"O"形腿等。

**7. 免疫功能差**

孩子容易发生上呼吸道感染、肺炎、腹泻等疾病。

**专家点评**

枕秃不是病，只是反映孩子在婴儿期有缺钙现象，哺乳期妈妈一定要注意自身的全面营养和健康，坚持饮食补钙和维生素A、维生素D的饮食摄入，为孩子提供优质奶源。如果发现孩子已经缺钙，要进行血钙检查，并遵照医嘱，有的放矢地规范补钙，不要盲目补钙。

# 第四节 小儿头痛

小儿头痛是一种比较常见的儿童疾病，往往发生在学龄期孩子及青春期孩子的身上。

病因

让我们了解一下小儿头痛的原因，以供家长参考。

（1）偏头痛：很多人以为只有成年人才会有偏头痛，其实不然。偏头痛在儿童中也很常见，发病年龄多在6岁左右，10岁以前男孩略多于女孩，10岁以后女孩比男孩发病率增高。表现为反复发作性头痛，间歇期完全正常，发作与成人十分相似，但也有一些不同之处。小儿偏头痛发作时间比成人短，视觉症状比成人少见，但恶心、呕吐比成人多见，腹型偏头痛仅在小儿中发生。小儿偏头痛伴夜尿、夜惊、夜游症者也不少见，此类头痛常有家族遗传史。

（2）紧张性头痛：又称肌紧张性头痛，此类头痛在小儿中很常见。主要因头颈部肌肉持续性收缩引起。头颈部肌肉收缩可引起疼痛；收缩的肌肉压迫内在的血管影响血运，使肌肉处于缺血状态更加重疼痛。头痛的产生多与精神紧张、过度疲劳、焦虑、压抑有关，在小儿中常见于学习紧张、临近考试或睡眠不足时，少数由姿势不良或头颈其他疾病引起。

（3）五官科及面部疾病引起的头痛：眼屈光不正如近视、散光、斜视或长时间读书、写字、绘画时，眼肌持续进行调节，可引起肌收缩性头痛或眼肌疲劳性头痛，休息或睡眠后好转。鼻炎、副鼻窦炎、额窦炎、筛窦炎也可引起头痛。

（4）颅内炎症引起的头痛：多是全头钝痛或胀痛，有发热，伴头痛呕吐，可有意识障碍、抽搐等症状。

（5）颅内占位性疾病引起的头痛：颅内肿瘤，寄生虫等引起。头痛特点为早晨醒来即痛，呈进行性，孩子常有与饮食无关的呕吐。

（6）脑血管疾病性头痛：可由蛛网膜下腔出血、脑出血、脑动脉瘤与动静脉畸形、脑梗死等引起，此类疾病发病时表现很凶险。

**温馨小贴士：**

**夏日使用蚊香也可能导致孩子头痛？**

是的。目前市面上的灭蚊产品包括盘式蚊香、片型电蚊香、液体电蚊香和杀虫气雾剂等。其中，盘式蚊香、电蚊香的主要驱蚊成分为菊酯类，它是国家允许使用的一种低毒高效杀虫剂，在合理的比例之内，一般不会对人体造成伤害。但是，市场上销售的一些劣质蚊香，除了含有除虫菊酯外，还含有六六六粉、雄黄粉等，这些物质对人体具有毒性，并会在人体内蓄积。如果室内通风不良，可能使人慢性中毒，产生鼻黏膜炎症、喉部不适、头晕、头痛等症状。蚊香、气雾杀虫剂等都属于短效杀虫剂，需要每天使用，再加上使用时要紧闭门窗，很容易使人长期、过量吸入杀虫剂的气雾，造成对人体肝脏、肾脏、神经系统、造血系统的损伤，对儿童的危害尤其严重。所以，夏日房间里要慎用蚊香。

**预防**

对于有头痛病的孩子，主要需要做的预防措施，可分为非药物预防和药物预防两大类。家长需要了解的是非药物预防的措施，包括：保持生活规律化，合理安排饮食、睡眠、学习和娱乐活动，保证充足的睡眠，避免情绪较大的波动和学业压力过重；教育孩子正确对待各种刺激，不要要求过高，也不要过分宠爱；女孩在月经期前后要避免过度疲劳等。

对于紧张性头痛的处理，重点在于教育家长、老师和孩子，使他们了解心理因素是诱发紧张性头痛的主要原因。家长应对孩子的学习能力有充分的了解，切勿好高骛远。老师对待学生应一视同仁，不要歧视学习成绩差的学生。但也要注意不要过分关注和迁就孩子。同时应善于发现孩子的专长，鼓励他们参加相应的活动，以建立自信心。必要时可药物治疗。

## 治疗及家庭护理

对于头痛轻度发作的孩子，家长可以做以下应急处理措施：

（1）让孩子卧床休息，多饮开水，吃流质或半流质食物。

（2）如为感冒所致，可给予解热镇痛剂如布洛芬、酚麻美敏等。

（3）双手指压太阳穴、合谷穴可使头痛暂时部分缓解。

注意事项：虽然大部分的小儿头痛都是良性的，但是如果出现以下症状时，家长们还是应该要提高警惕，及时至医院诊治。如孩子哭诉头痛，或哭闹不安，经劝慰、哄抱很久都不能安静，尤其是头部受伤后出现头痛，头痛出现的频率较大、持续时间较长，头痛的同时伴有高热、喷射性呕吐、颈项强直、畏光、神志不清等症状，或是头痛已经严重影响日常的生活时，都应该立即送孩子到医院去检查。因为这种头痛，或预示着可能有脑部的疾病，如脑外伤、脑炎、脑瘤等，最好还是立即到医院做进一步的检查。

## 专家点评

头痛为小儿常见症状，由感冒发热引起者多见，平时有过敏性鼻炎的孩子更会发生头痛，学龄期孩子也可因学习紧张所致。如孩子经劝慰、哄抱或服用感冒药物后疼痛可自行缓解，家长不需紧张。若孩子除头痛外，尚有持续烦躁不安、高热、喷射性呕吐甚至神志不清等表现，需警惕颅内病变可能。如有类似症状，家长须立即带孩子前往医院就诊，以免延误病情。

治疗方面除了原发疾病治疗以外，还可进行中医活血通络，疏肝止痛法治疗。

# 第五节 小儿惊厥

小儿惊厥中医称为"惊风"，俗名"抽风"，是小儿时期常见的一种急重病证，是多种原因使脑神经功能紊乱所致。任何季节均可发生，婴幼儿多见，年龄越小，发病率越高。惊厥频繁发作或持续状态可能使孩子遗留严重的后遗症，影响孩子智力发育，甚至危及生命。需要引起家长的足够重视。

**症状**

表现为突然的全身或局部肌群呈强直性和阵挛性抽搐，常伴有意识障碍。

**病因**

小儿惊厥的发作有很多原因引起，以下就是惊厥的具体原因，按感染的有无可分为感染性及非感染性两大类，并可按病变累及的部位进一步分为颅内病变与颅外病变。表6-1可供家长查阅。

表6-1 小儿惊厥原因

| 感染性 | | 非感染性 | |
|---|---|---|---|
| 颅内感染 | 颅外（全身性）感染 | 颅内疾病 | 颅外（全身性）疾病 |
| 由细菌、病毒、真菌、寄生虫引起的脑膜炎、脑炎、脑脓肿等 | 热性惊厥：儿科最常见的急性惊厥<br><br>感染中毒性脑病：大多并发于败血症、重症肺炎、菌痢、百日咳等严重细菌性感染疾病 | 颅脑损伤与出血：如产伤、颅脑外伤和脑血管畸形等各种原因引起的颅内出血<br><br>先天发育畸形：如颅脑发育异常<br><br>颅内占位性病变：肿瘤、囊肿、血肿等 | 缺氧缺血性脑病：如分娩或生后窒息、溺水、心肺严重疾病等<br><br>代谢性疾病：水电解质紊乱、肝肾衰竭、遗传代谢性疾病、中毒（如毒鼠药、农药和中枢神经兴奋药中毒等） |

**预防**

小儿惊厥的发作往往使家长惊慌失措，所以对于家长来说，预防发作尤为重要。

（1）加强护理及户外活动，室内要经常开窗通风，多让孩子到室外活动，使机体能适应环境，减少感染性疾病的发生。

（2）注意营养，孩子除了奶类饮食以外，还应当及时补充维生素及钙剂，比如鱼肝油、钙片、维生素 B1 和维生素 B6 以及各种矿物质，以免发生低钙和低血糖性惊厥。

（3）谨慎用药，尤其是对神经系统有损害的药品。

（4）加强看护，防止孩子撞跌头部引起脑外伤，更不能随意用手敲打孩子头部。

**治疗及家庭护理**

**1. 小儿高热惊厥的 5 步紧急处理**

高热惊厥是小儿时期最常见的惊厥原因，是一种与发热（体温高达 39℃以上）相关的惊厥现象，多发生于发热早期，表现为突然发生的全身或局部肌群的强直性或阵挛性抽搐，双眼球凝视、斜视、发直或上翻，伴意识丧失。其发生率很高，占儿童期惊厥原因的 30%。孩子发生高热惊厥时，需紧急做好以下 5 步。

第一步：让孩子侧卧或头偏向一侧。惊厥发作时立即使孩子侧身俯卧，头稍后仰，下颏略向前突，去掉枕头。或去枕平卧，头偏向一侧，切忌在惊厥发作时给孩子喂药（防窒息）。

第二步：保持呼吸道通畅。解开衣领，用软布或手帕包裹压舌板或筷子放在上、下磨牙之间，防止咬伤舌头。同时用手绢或纱布及时清除孩子口、鼻中的分泌物。

第三步：控制惊厥。用手指捏、按压孩子的人中、合谷、内关等穴位，或针刺人中穴以缓解惊厥。如针刺人中穴后抽搐未见缓解，可同时针刺涌泉穴。并保持周围环境的安静，尽量少搬动孩子，减少不必要的刺激。

第四步：降温。

物理降温：见第三章。

药物降温：口服退热药或应用退热栓剂。

针灸降温：孩子抽搐缓解后，也可采用针灸进行退热治疗。针刺退热一般常用穴位有风池、大椎、曲池、合谷等。如果发热较高，可取十宣、耳尖、耳背静脉处放血，方法是用三棱针点刺，放血 4 ~ 5 滴即可，这种方法可达到迅速退热的目的。

第五步：及时就医。

一般情况下，小儿高热惊厥 3 ~ 5 分钟即能缓解，因此当孩子意识丧失、全身性对称性强直性阵发痉挛或抽搐时，家长不要急着把孩子抱往医院，而是应该等孩子恢复意识后前往医院。即使孩子惊厥已经停止，也要到医院进一步查明惊厥的真正原因。但孩子持续抽搐 5 ~ 10 分钟以上不能缓解，或短时间内反复发作，预示病情较重，必须紧急送往医院。就医途中，将孩子暴露在外，伸直颈部保持气道通畅。切勿将孩子包裹太紧，以免孩子口鼻受堵，造成呼吸道不通畅，甚至窒息死亡。

**2. 小儿惊厥的饮食注意事项**

（1）惊厥发作时，不能喂水和进食，以免发生窒息和吸入性肺炎。

（2）高热时以流质或半流质素食为宜，惊厥缓解后可给予糖水或富有营养、易消化的流质或半流质，如鸡蛋、牛奶、藕粉、面条等。

（3）惊厥孩子不宜食用酒、醋、茶叶、咖啡、巧克力和可乐等兴奋性物质。

（4）夏季给予西瓜汁、番茄汁；冬季给予鲜橘汁、苹果泥；痰多时给予白萝卜汁或荸荠汁。

（5）尽可能避免让孩子靠近吸烟的人群和场所，拒绝被动吸烟。

**专家点评**

（1）高热惊厥是小儿时期最常见的惊厥原因，大多数孩子首次发病在出生后6个月～3岁之间，6岁以后发作概率降低，男孩稍多于女孩，孩子常有家族史，约50%的孩子会在今后发热时再次或多次发作。如果惊厥反复频繁发作，要注意癫痫发作的危险性。

（2）高热惊厥多发生于孩子体温骤然升高的时刻，对于已有过高热惊厥史的孩子，要密切注意其体温变化，尽早干预，降低再次发生惊厥的可能性。

（3）董老的经验方"金粟丹"（成分：胆南星，乳香，天麻，琥珀，白附子，全蝎，僵蚕，石菖蒲，羚羊角等，按适当比例配置而成）对预防小儿惊厥的发病有很好的效果。

# 第六节　性早熟

近年来，性早熟的发病率显著增加，已成为常见的小儿内分泌疾病之一。性早熟是指青春期提早出现，即女性在8岁以前出现性腺增大和第二性征，或者在10岁之前出现月经，男性在9岁以前发育。按发病机制的不同，性早熟一般可分为两大类：促性腺激素释放激素（GnRH）依赖性性早熟（真性性早熟）和非GnRH依赖性性早熟（假性性早熟）。

真性性早熟是由下丘脑－垂体－性腺轴功能不适当地过早启动，使青春期发育提前出现，其表现与正常的发育期相同，第二性征与遗传性别一致，能产生精子或卵子，有生育能力。假性性早熟是由性腺轴以外的因素引起性激素增多所致，表现为只有第二性征发育，而无生殖细胞同步成熟，故无生育能力。

此外，不完全性性早熟，如单纯性乳房早发育、单纯性阴毛早现，也可归入青春发育的变异类型。

**病因**

**1. 环境因素**

环境中类激素污染物，比如用的洗涤剂、农药，还有塑料产品都会产生一些物质，到大气环境中经过分解会产生类似于雌激素样的活性物质，这些物质孩子可能通过食入或者皮肤接触，导致性早熟。

光照过度也是诱发儿童性早熟的重要原因之一，因为光线会影响大脑中的内分泌器官松果体的正常工作。松果体的功能之一就是在夜间当人体进入睡眠状态时，分泌大量的褪黑素，这种激素在深夜 23 时至次日凌晨分泌最旺盛，天亮之后有光源便停止分泌。松果体有个特点，只要眼球一见到光源，褪黑素就会被抑制或停止分泌。儿童若受过多的光线照射，会减少松果体褪黑激素的分泌，引起睡眠紊乱后就可能导致促卵泡素提前分泌，从而导致性早熟。所以孩子夜间睡觉时，如果没有特殊情况，最好不要开灯，且尽可能保证充足的睡眠。另外，还要避免长时间电脑显示屏的光照刺激，避免由此引发性早熟。

**2. 日常饮食**

一方面，在肉类上。现今市场上出售的家禽，绝大部分是用拌有快速生长剂的饲料喂养的，禽肉中的"促熟剂"残余主要集中在家禽头颈部分的腺体中，因此，吃鸡、鸭、鹅的颈部，就成为性早熟的高危行为。另一方面，在蔬菜水果上。家长常给孩子吃反季节蔬菜和水果，比如冬季的草莓、葡萄、西瓜、番茄等，春末提前上市的梨、苹果、橙和桃，由于它们多是在"促熟剂"的帮助下才反季或提早成熟，也可导致孩子性早熟。

同时，在部分性早熟孩子中，最多见的是女性单纯乳房早发育，这类孩子中往往有长期摄入滋补品史、长期进食高蛋白质尤其是高动物蛋白质饮食，有些存在因为饮食而引起的肥胖等，儿童体重达到一定程度或瘦素在血中的浓度达到一定量就出现青春期的发动，引起性早熟。

**3. 女性化妆品**

有些女性化妆品含有雌激素，孩子如果过多接触，也有可能会导致性早熟。

**4. 社会心理因素的影响**

随着媒体发展，像报纸、电视、网络，尤其是网络的普及，关于性方面的报道与画面可谓是"比比皆是"，孩子可能不由自主的耳濡目染，这会刺激下丘脑垂体神经的反射，使下丘脑－垂体－性腺轴的提前启动，促使孩子性早熟。

**温馨小贴士：**

**性早熟对孩子有哪些危害？**

性早熟会带给孩子很多危害。

首先，性早熟儿童骨骺融合提前，生长期缩短，生长早期停止，致使最终的身高没有同龄人高。

其次，性早熟儿童虽性征发育提前，但心理、智力发育水平仍为实际年龄水平，过早的性征出现和生殖器官发育会使孩子无所适从，给孩子造成心理压力和自卑感，严重者甚至影响生活学习。

再次，由于性成熟和心理成熟程度不同步，孩子的好奇心重，自控能力差，极有可能导致过早的性行为，对身心造成极大的负面影响，也容易引发很多社会问题。

**治疗及家庭护理**

饮食因素是导致性早熟的重要原因之一，所以家长要十分注意孩子的日常饮食情况，尽量避免给孩子吃以下食物。

（1）人工养殖的动物类食品。如肉鸡、鹌鹑、养殖的鱼虾、黄鳝等，也要少吃鸡脖、鸭脖和一些动物的内脏。

（2）反季节蔬菜和水果。如新鲜荔枝等食物，由于其自身含有一定的类似性激素物质，过量食用也有可能造成性早熟。

（3）滋补品。人参、蚕蛹、鸡胚、胎盘、蜂王浆、雪蛤、牛初乳、蛋白质粉、花粉制剂等营养滋补品常常含有较高的性激素类似物，是诱发性早熟的常见原因。

（4）饮料。饮料多含有添加剂，长期过多摄入可能引发性早熟，也会导致孩子肠胃不适、肾脏负担加重、引发肥胖等。

### 中医来支招——食疗方

（1）鲜橙带皮数瓣，用热水泡去酸味，加蜂蜜煎汤频饮。适用于女孩性早熟乳房发胀、脘腹胀满者。

（2）薏米 20 克、芡实 20 克，入大米 100 克煮粥。适用于性早熟症见性情暴躁、口气臭秽、小便短赤或见遗精者。

### 专家点评

小儿性早熟是近年来的新生疾病，中医认为是天癸生长过快引起的，主要与饮食营养过分有关，其次与环境雌激素有关。在日常生活中，要防止青少年天癸生长过快，最好是"粗茶淡饭、蔬菜常伴"，即使身体虚弱，也不要过分进补，更不要随便给孩子进食人参、蜂王浆、燕窝等补益之品。

需要特别提醒的是，不少家庭煲汤都喜欢加些药材，一家人不分老少都喝同一锅汤，长年累月喝下来，大人是感觉滋润了，但孩子很可能喝出了问题。总之，要尽量避免孩子营养过剩，饮食应均衡，少吃垃圾食品，不要随意给孩子用补品，另外还要避免使用激素类药物、避免进食含激素的食物，对某些洋快餐、反季节蔬菜和颜色特别鲜艳、形体超过常规的水果也要少食。还有电视和游戏常常夹有一些色情画面，这些对孩子也是一种刺激，要尽量避免。

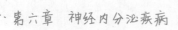
# 第七节 儿童肥胖症

儿童肥胖症是指儿童体内脂肪积聚过多，体重超过同性别、同年龄健康儿或同身高健康儿平均体重的 2 个标准差；或超过同年龄、同性别平均体重的 20%。

**病因**

近年来，随着人们生活水平的提高，孩子发生肥胖症的概率逐年升高，导致儿童肥胖的原因如下：

**1. 遗传因素**

肥胖症有一定的家族遗传倾向，有报告显示，父亲胖、母亲瘦，子代 65% 可能发生肥胖；父亲瘦、母亲胖，子代 35% 可能发生肥胖；父母均瘦、子代有 14% 可能发生肥胖；父母均胖，子代 75% 可能发生肥胖。

**2. 饮食因素**

当前很多家长，特别是家中老人对小儿肥胖症的认识不足，往往会认为孩子越胖越健康，为孩子准备高能量、高脂肪膳食，造成孩子营养过多，脂肪堆积，导致肥胖。

**3. 活动量过少**

全球 1/3 的儿童缺乏运动，这些儿童每日花费数小时在电脑或者电视机前，长久不运动，造成脂肪堆积，形成肥胖。儿童肥胖一旦形成，行动不便，更不愿意进行日常运动，进而形成恶性循环。

**4. 其他因素**

疾病、进食过快、精神创伤、心理等因素均可引起小儿肥胖。

**温馨小贴士:**

肥胖对孩子有哪些危害?

有些老人认为,孩子胖些没什么,甚至认为胖就是健康,把胖看成是"福"的象征,这是错误的观点。

儿童时期的肥胖,不仅仅会影响体形,更是形成成人期肥胖症、高血压、冠心病、糖尿病等的主要因素,会给孩子今后的健康带来许多潜在危害。研究发现,已有40%的肥胖儿并发了脂肪代谢异常,这些又是高血压、动脉粥样硬化、冠心病、胆石症的诱因。还有将近一半的肥胖儿已出现了脂肪肝。

从心理学角度对肥胖儿和正常儿进行对照研究发现,肥胖儿的自我意识受损,自我评价低,不合群,比正常体重儿有更多的焦虑,幸福和满足感差。这种自我意识受损程度随肥胖程度增加而加重。

### 治疗及家庭护理

如果孩子肥胖,家长在饮食上要遵循少糖、少油,保证蛋白质和多食水果蔬菜的原则,尤其要让孩子少吃甜食。

同时要增加运动量,让孩子多承担一些家务劳动和坚持1～2项体育运动,持之以恒方能见效。

家长肥胖者宜参与饮食治疗,与孩子共餐,能起积极作用。

婴幼儿期应定时到儿保门诊作生长发育监测,早期发现过重肥胖倾向,及时加以纠正。自幼养成良好的饮食习惯,执行平衡膳食,对超重小儿要限制食物摄入量,使体重接近于标准范围。

### 中医来支招——食疗方

(1)冬瓜汤:连皮带籽冬瓜500克、陈皮3克。

制作:洗净冬瓜,切成块,放锅内,加陈皮、葱、姜片、食盐,并加适量水,用文火煮至冬瓜熟烂即可。

功效：冬瓜性寒，味甘，清热渗湿，清痰排脓，利水消肿，有较好的减肥清身效用。冬瓜籽偏于利湿，冬瓜去皮利水，故用冬瓜边皮带籽，以求增加减肥效果。陈皮理气、健脾、燥湿，葱、姜通阳化饮利水。几品合用，有助于减肥轻身，增进活力。

（2）佛手海蜇：海蜇500克、黄瓜250克。

制作：①将海蜇皮用凉水泡24小时，洗去泥沙，切成小长条，再用刀顺长划四下，要均匀。②开水凉至80℃时，放入海蜇烫一下，迅速捞出，在冷水中浸泡1小时成手指状。③鲜嫩黄瓜用刀一破两半，用刀连切4片薄片，注意前面不要切断，然后第五刀切断。如此动作将黄瓜切完，撒精盐腌10分钟，控去盐水。此时黄瓜成扇形状，将海蜇从中捞出，与黄瓜一齐用香油、盐、糖、醋、葱末、蒜片拌匀即可。

功效：海蜇、黄瓜脂肪少，有利减肥。学龄前儿童可多吃此菜，以防发胖。

（3）五仁面茶：玉米面250克、白芝麻20克、黑芝麻20克、瓜子仁50克、桃仁20克、花生仁20克、芝麻酱100克。

制作：①锅注入清水适量，烧沸，玉米面先用水稀释后倒入锅内沸水中，一边倒一边用勺子搅动，烧开后用小火煮。②芝麻炒熟，擀成碎面；桃仁先去皮，再炒熟擀碎；花生仁炒熟擀碎；瓜子仁炒熟，掺入少许盐拌匀。③芝麻酱用香油调稀，以能浮在粥面为准。玉米粥盛入碗内，浇上麻酱，撒上瓜子仁、芝麻仁、桃仁、花生仁即可。

功效：可调和肠胃，通便润肠，亦可降血脂、减肥。发胖儿童多食有利轻身，此茶有利于幼儿、学龄前儿童食用。

**专家点评**

肥胖症是吃出来的疾病，虽有一定的遗传倾向，但与后天的饮食习惯密切相关，吃得过多，活动过少，造成体内脂肪堆积成病。对于有这部分高危现象的人群要注意，在婴幼儿期应定时到儿保门诊作生长发育监测，以便家长早期发现过重肥胖倾向。孩子一旦出现肥胖，可通过合理的生活习惯逐步纠正肥胖。合理饮食和积极运动是纠正肥胖的最好方式。合理饮食需做到三餐定时，不吃零食；多吃蔬菜水果，少吃高热量肉类；早饭吃好，晚饭吃少。运动方面可选择孩子感兴趣的运动项目，并达到一定的运动量，贵在坚持，切勿半途而废。

# 第八节 小儿抽动症

小儿抽动症又名习惯性痉挛综合征、抽动综合征、短暂性抽动障碍，是儿童期常见的疾病。发病率较高，多见于学龄前及学龄早期的儿童，男孩较女孩多。是一种以多发性不自主的抽动、语言或行为障碍为特征的综合征。

## 症状

表现为眨眼、挤眉、龇牙、做怪相、耸肩、转颈、点头、躯体扭动、手臂摇动或踢脚、下肢抽动等，情绪紧张时加剧，精神集中时减少，睡眠时消失。病程持续数月至1年。轻者对孩子学习和生活无影响，重者影响学习、扰乱环境，甚至不能在教室中上课。

## 病因

**1. 遗传因素**

研究已证实遗传因素与抽动秽语综合征发生有关，但遗传方式不清。调查发现，10%～60%的孩子存在阳性家族史。

**2. 心理因素**

孩子在家庭、学校以及社会中遇到的各种心理因素，或者引起孩子紧张、焦虑情绪的原因都可能诱发抽动症状，或使抽动症状加重。

### 3. 体质因素

有抽动症的孩子，一般不安静，对人对事较敏感、神经质，要求水准高，有固执倾向。并常合并一些心理性症状，如头痛、腹痛、不明原因的发热、便秘、哮喘、遗尿等。

### 4. 免疫因素

研究显示，抽动症的发病与溶血性链球菌感染的免疫反应有关，部分孩子免疫抑制剂治疗有效。

### 5. 药源性因素

中枢神经兴奋剂如哌甲酯、抗精神病药的长期服用可能产生抽动症的不良反应。

### 6. 中医对于多发性抽动症的认识

多发性抽动症在中医古籍中没有完整论述，很多中医医生根据其症状描述，认为与"风、痰、火"有关，主要病位在肝，与心、脾、肾功能失调有关，即该病与感受外邪有密切关系，与风、火、痰内扰关系也非常密切。换句话说，小儿多发性抽动症病因主要与先天不足、感受外邪、情志过极、饮食不节等因素相关。

**预防**

（1）妈妈在孕期应注意陶冶性情，保持心情愉快，精神安宁，谨避寒暑，预防疾病，慎用药物。

（2）家长要尽量避免让孩子玩含铅的漆制玩具，尤其不能让孩子将这类玩具含在口中，以防止铅中毒。注意治疗期的饮食，需以清淡为宜，适当补充营养，不吃油腻、生冷、含铅量高的食物。

（3）要注意孩子的合理营养，使孩子养成良好的饮食习惯，不偏食、不挑食，保证充足的睡眠。加强体育锻炼，增强体质，防止疾病发生。

（4）从小培养孩子求知的欲望，使孩子自幼养成学习习惯，在整个成长过程中，给予孩子更多的鼓励，培养孩子建立自信，缓解压力。根据孩子的特点不断地加以引导。

## 治疗及家庭护理

患小儿抽动症的孩子在日常饮食方面需注意：

（1）不喝饮料。饮料内含大量防腐剂、色素及添加剂等，易损脾气。

（2）不食生冷食品。如水果、螃蟹、苦瓜、菊花、金银花、一切凉茶及冷饭等。这些食品伤脾胃，使脾胃运化失常。

（3）不食肥甘厚味。如油条等油腻香甜的食物易生痰浊。

（4）不吃煎炸类食品。不宜食煎炸类食品，如方便面、涮羊肉、烤鸡腿、烤羊肉串等，煎炸类食品干燥，燥则伤津，使本已虚之阴津再耗，对本病不利。

## 中医来支招——食疗方

（1）百合芦笋汤：鲜百合50克、芦笋250克、鸡汤500毫升、盐适量。先将百合洗净，加鸡汤，加热10分钟，再加入芦笋，煮开后加盐就可以了。可以起到安神作用，减少抽动次数。

（2）百合鸡子汤：鸡蛋黄2个、鲜百合30克。把百合放入锅中，加三碗水，在锅中煎至一碗水的量，然后取鸡蛋2个，去蛋白，将蛋黄捣烂，倒入百合汤中拌匀（慢火煮），再加白糖或冰糖适量。分2次，1日内服完。适用于抽动症。

（3）蜜炖木瓜汤：木瓜100克、蜂蜜30克。把木瓜洗净，加蜂蜜和适量水，蒸30分钟，去渣留汤，分次饮汤，7日1个疗程。可缓解肌肉抽动。

## 专家点评

小儿抽动症是学龄期孩子常见的疾病，大多与压力过大有关，情绪紧张时症状加剧，精神集中时减少，睡眠时消失。家有抽动的孩子，家长要为其创造温馨和谐的生活环境，使孩子在轻松愉快的心情中度过童年。在孩子抽动时，不要去责怪训斥，可以用孩子感兴趣的事情来分散孩子的注意力。平时饮食要注意清淡容易消化，不喝碳酸饮料，不食肥甘厚味和煎炸类食品。

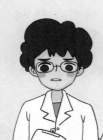

# 第七章
## 传染病及寄生虫病

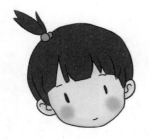

急诊关键词：发现手足疱疹1日，手足口病
急诊小患儿：贝贝（3岁5月，女孩）

家长：医生，我们家孩子发热了，刚刚量了38.0℃，手上起了好多小疱疹。

医生：嗯，孩子幼儿园里有小朋友发疱疹吗？这孩子手心、足底、喉咙里都有疱疹，周边有红晕，是较典型的手足口病皮疹，这个病会传染的，一般要隔离2周。

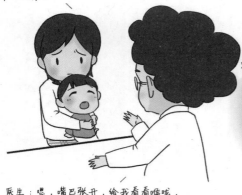

家长：呀，孩子脚上也有呀！

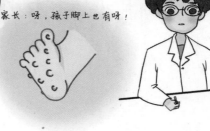

医生：嗯，嘴巴张开，给我看看喉咙，喉咙里面也有疱疹，把鞋子脱掉，看看脚上有没有。

家长：哦，听说幼儿园里也有小朋友生这个病，那是不是很严重，有没有危险呀？

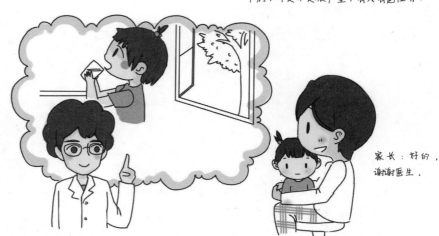

家长：好的，谢谢医生。

医生：不要太担心，这个病是由病毒感染引起的，大多表现为轻症，及时治疗好转也快。回去主要需要观察孩子的精神情况，监测体温，注意退热等对症处理，给孩子多喝水，吃清淡温软的流质和半流质食物。如果孩子出现精神差、抽筋等表现，要及时到医院来。

# 第一节　百日咳

百日咳是急性呼吸道传染病，病程较长，可达数周甚至 3 个月左右。冬春两季流行，一次发病可以终身免疫。潜伏期为 2 ～ 3 周。2 岁以下婴幼儿易患此症，因脏腑娇嫩、气血虚弱，容易出现肺闭或痰热上蒙清窍，而见抽搐、昏迷等变证，不可不防。

**症状**

在冬春季节，有的孩子会出现阵发性痉挛性咳嗽、咳嗽剧烈，伴有鸡鸣样吸气声，病情持续可迁延 2 ～ 3 个月，故有"百日咳"之称。

**病因**

由百日咳杆菌引起，传染性极强。百日咳杆菌通过飞沫感染，进入孩子的鼻或咽喉而引起，主要发生在没有规范注射完白百破三联预防针的婴幼儿身上。

中医理论认为，本病主要由素体不足、调护失宜、内蕴伏痰，时行风邪从口鼻而入，侵袭肺卫所致。

**治疗及家庭护理**

（1）发现孩子患百日咳，要及时隔离 4 ～ 6 周，对接触者应密切观察至少 3 周。由于百日咳杆菌对外界抵抗力较弱，在幼托机构或学校发现患儿，无须消毒处理，但应保持室内通风；在家中最好让孩子单独居住一个房间或一个角落；防止不良刺激，如风、烟、劳累、精神紧张等。

（2）孩子居室要保持空气新鲜，但又要防止感受风寒，衣被要勤洗晒，保持清洁。发病后，孩子要注意休息，保证睡眠，对夜间频咳影响睡眠的孩子，可酌情给予镇静药。

（3）注意饮食调节。宜选择易消化吸收且宜吞咽的半流质或软食。因病程较长，注意选择热能高、含优质蛋白质、营养丰富的食物。不宜吃以下食物：①辛辣油腻食物：姜、蒜、辣椒等辛辣食物对气管黏膜有刺激作用，可加重炎性改变；肥肉、油炸食品等油腻食物易损伤脾胃，使其受纳运化功能失常，可使病情加重。②海鲜发物：百日咳对海鲜、河鲜之类食物特别敏感，咳嗽期间食入此类食物，会导致咳嗽加剧。③生冷食物：生冷食物，特别是棒冰、冰冻汽水、冰淇淋等，往往损伤脾胃，导致脾胃运化失调而使机体康复功能减弱，并且使痰量增多、刺激性咳嗽加剧。

### 中医来支招——食疗方

（1）百部蜜糖茶：炙百部 10 克、蜂蜜 2 匙。将百部入砂锅加适量水煎汤至 20 毫升，加蜂蜜调味，顿服，每日 2 次。对百日咳有显著疗效，亦适用于新、久寒热咳嗽症。

（2）川贝冰糖米汤：大米适量、川贝母 6 克、冰糖 50 克。将大米淘洗干净，入砂锅，加水 750 毫升，小火烧 15 分钟，滤去米渣，即为米汤，放入川贝、冰糖，复置火上，待沸后，改小火炖 15 分钟即成。饮汁，早晚分 2 次服完。5 岁以下小儿酌减，连服 7 日。具有润肺、祛痰、止咳之效。

（3）咸金橘糖茶：成熟金橘、盐、糖各适量。将成熟金橘采摘，放入干净玻璃器皿内，加盐适量埋渍，密封，置阴凉处保存，约半年后，开启，取咸金橘，用清水冲洗（现服现洗），然后置碗内捣烂，加糖，冲入适量开水浸泡，去渣得汁，饮汁，每次用 2 ~ 4 枚量，每日 2 次。可理气、化痰、止咳。

### 专家点评

百日咳是一种急性呼吸道传染病。典型的百日咳以阵发性痉挛性咳嗽为特征，即孩子在一阵剧烈咳嗽后出现类似憋气表现。随着疫苗的普及，绝大多数孩子在出生后接受了百日咳疫苗的注射，百日咳引起的典型咳嗽临床已极为少见，目前多见的是类似百日咳的痉挛性咳嗽，用中药平肝宣肺法治疗较为有效。

# 第二节　水痘

冬春季节，是孩子水痘的高发季节。孩子感染水痘病毒后不会立刻发病，通常会有 14 ~ 21 日左右的潜伏期。而且，水痘的早期症状，如发热、头痛、全身倦怠等和感冒很相似，让家长不好辨别。

要注意的是，小儿水痘在潜伏期时也是会有传染的危险的。

## 症状

当孩子发病时，其全身都会出现不适的表现，如发热，但温度不会太高，在 38℃ ~ 38.5℃，胃口与精神较差；发热的同时或发热后 1 ~ 2 日，孩子皮肤会发痒，首先出现米粒大小的红点，24 小时内，小红疹子迅即变为米粒至豌豆大的圆形紧张水疱，周围明显红晕，有的水疱中央呈脐窝状；经 2 ~ 3 日水疱干涸、结痂，痂脱而愈，不留瘢痕。皮损呈向心性分布，先自颜面部始，后见于躯干、四肢，数量多少不定，以躯干为多，次于颜面、头部，四肢较少。黏膜亦常受侵，见于口腔、咽部、眼结膜、外阴、肛门等处。皮损常分批发生，因而斑疹、丘疹、水疱和结痂往往同时存在，也可称为"四世同堂"，病程 2 ~ 3 周。

## 病因

水痘传染力强，接触或飞沫均可传染。

## 预防

（1）平时让孩子多锻炼身体，坚持运动，多吃富含维生素 C 的食物，提高抗病能力。

（2）水痘流行期间，家长尽量少带孩子去人多的公共场所，特别是要避免与其他有发热、出疹性疾病的孩子接触，减少被感染的概率。

（3）控制传染源，隔离水痘病儿至疱疹结痂为止。

## 治疗及家庭护理

（1）孩子一旦确诊患有水痘，必须立即在家隔离直至全部结痂。水痘虽然症状较轻，一般都能顺利恢复，但它的传染性很强。

（2）发热时要让孩子多休息，吃富有营养易消化的食物，多喝开水和果汁。

（3）不要让孩子用手抓破疱疹，特别是注意不要抓破面部的疱疹，以免疱疹被抓破而化脓感染，若病变损伤较深，有可能留下瘢痕。为了防止这一情况发生，家长要把孩子的指甲剪短，保持其手的清洁。亦可缝制一副毛边向外的手套，戴在孩子手上，防止其抓破疱疹。如果疱疹破了，可外涂 1% 的龙胆紫，如有化脓要涂抗生素软膏。

（4）孩子的被褥要勤晒，衣服要清洁宽大，防止因穿过紧的衣服和盖过厚的被子，从而造成过热引起疱疹瘙痒。

（5）个别孩子可合并发生肺炎、脑炎。如发现孩子高热不退、咳喘，或呕吐、头痛、烦躁不安或嗜睡，应及时到医院诊治。

## 中医来支招——食疗方

**1. 水痘初期**

（1）红小豆适量煮汤代茶饮，或适量加水，慢火煮粥食用。

（2）冬瓜皮 30 克或冬瓜子 15～30 克。水煎汁，加冰糖饮用。

（3）大米 60 克、荷叶 1 张。先将大米煮粥，待粥煮好时，把洗净的荷叶覆盖在粥上，关火焖 10 分钟即可食用。

**2. 水痘高峰期时**

淡竹叶 15～30 克、生石膏 30 克、大米 50～100 克、冰糖或白糖适量。先将竹叶洗净，与石膏加水同煮 30 分钟，去渣，放入大米煮成稀粥，加糖适量调味服食，每日分 2～3 次服，连服 3 日左右。

**3. 发热已退开始结痂时**

（1）百合10克、杏仁6克、赤小豆60克。煮粥食用，连服数日。

（2）甜水梨1个。将梨切成薄片，放在冰镇凉开水内，浸数日，频频饮用。

专家点评

目前水痘仍为小儿常见的传染病，典型的水痘皮疹表现为斑疹、丘疹、水疱、结痂同时出现，免疫接种的普及使部分孩子的水痘皮疹表现不典型。如孩子在发热当天或第2日出现皮疹，且以头面、躯干为主，则可能由水痘引起。如孩子的同学、玩伴中有类似表现，需高度警惕水痘可能，及时前往医院确诊。

水痘是一种传染性极强的传染病。可疑水痘孩子必须立即前往医院就诊，一经确诊及时隔离。家长不可贸然带孩子前往幼儿园或学校等公众场所，以免导致大规模流行。

# 第三节  手足口病

手足口病是近年来比较多见的、由多种人肠道病毒引起的一种儿童传染病。引发手足口病的病毒有20多种，其中以柯萨奇病毒A16型（CoxA16）和肠道病毒71型（EV71）最为常见。该病多发生于5岁以下儿童，尤其是3岁以下婴幼儿，全年都可发生，以4～9月多见，因为高温天气，适合手足口病病毒的滋生和繁殖。

症状

患病初期的孩子，有轻微的流鼻涕、咳嗽、低热等类似感冒的症状。随后，口腔出现小水疱或溃疡。小婴儿表现为流口水、拒绝吃东西、哭闹，大一些的孩子会告诉家长嘴疼。家长检查孩子的口腔黏膜可以发现，在舌、两颊部或唇齿侧有粟米样的斑丘疹、水疱或溃疡，周围有红晕。同时，孩子的手、脚、臀部出现或平或凸的红色斑丘疹或疱疹。

大多数孩子经对症处理后，可在 7 ～ 10 日内康复，少数重症病例，特别是 EV71 型病毒感染的孩子，如果病情发展快，可出现脑膜炎、脑炎、脑脊髓炎、肺水肿等，病情凶险，可导致死亡或留有后遗症。

**病因**

手足口病由肠道病毒引起，患病的孩子和无症状的病毒携带者是主要传染源。

（1）患病孩子的唾液、疱疹液、粪便中含有大量病毒，其他孩子通过接触被病毒污染的手、毛巾、手帕、牙杯、玩具、食具、奶具以及床上用品、内衣等可引起传播。

（2）患病孩子咽喉分泌物及唾液中的病毒也可通过空气（飞沫）传播。

（3）饮用或食入被病毒污染的水、食物等也可造成传播。

（4）门诊交叉感染和口腔器械消毒不严可造成传播。

**预防**

（1）手足口病流行期间，家长尽量少带孩子去人多的公共场所，特别是尽量避免与其他有发热、出疹性疾病的孩子接触，减少被感染的概率。

（2）注意个人卫生，让孩子养成饭前便后洗手、勤洗澡的习惯。对被污染的日常用品、餐具等应及时消毒处理，不喝生水，不吃生冷食物，剩饭剩菜要加热后再食用。

（3）加强室内通风换气，禁止吸烟，防止空气污浊。

（4）注意孩子的饮食起居，补充营养，保持充足睡眠，适当晒太阳，增强其自身的免疫力。

**治疗及家庭护理**

（1）消毒隔离。一旦发现孩子感染了手足口病，应及时就医，避免与外界接触，一般需要隔离2周。孩子用过的物品要彻底消毒：可用含氯的消毒液浸泡，不宜浸泡的物品可放在日光下曝晒。孩子的房间要定时开窗通风，保持空气新鲜、流通，温度适宜。有条件的家庭每天可用乳酸熏蒸进行空气消毒。

（2）饮食营养。如果在夏季得病，孩子容易引起脱水和电解质紊乱，需要适当补水和营养。孩子因发热、口腔疱疹，胃口较差，不愿进食。宜给孩子吃清淡、温性、可口、易消化、柔软的流质或半流质。

（3）病程不同阶段的饮食宜忌。

第一阶段：病初。嘴疼、畏食。以牛奶、豆浆、米汤等流质食物为主，少食多餐，维持基本的营养需要。为了进食时减少嘴疼，食物要不烫、不凉，味道要不咸、不酸。家长可以教孩子用吸管吸食，减少食物与口腔黏膜的接触，减轻疼痛。

第二阶段：烧退。嘴疼减轻。以糊状食物为主。如牛奶香蕉糊，既能提供优质蛋白质，且富含碳水化合物、胡萝卜素和果胶，能提供热量和维生素。

第三阶段：恢复期。少量多餐。如鸡蛋羹中加入少量菜末、碎豆腐、碎蘑菇等。大约10天左右恢复正常饮食。

注意：治疗期间应不吃鱼、虾、蟹等海鲜发物。

（4）口腔护理。孩子会因口腔疼痛而拒食、流涎、哭闹不眠等，要保持孩子口腔清洁，饭前饭后用生理盐水漱口，对不会漱口的孩子，可以用棉签蘸生理盐水轻轻地清洁口腔。可将维生素 $B_2$ 粉剂直接涂于口腔糜烂部位，或涂鱼肝油，亦可口服维生素 $B_2$、维生素 C，辅以超声雾化吸入，以减轻疼痛，促使溃疡早日愈合，预防细菌继发感染。

**中医来支招——食疗方**

（1）萝卜茅根薏米汤：红萝卜1条、白茅根15克、甘蔗1节、薏米15克。煎水代茶，每日1剂。

（2）荷叶粥：鲜荷叶 2 张、大米 50 克。将荷叶切碎，煮粥吃。

以上均为 3 ～ 6 岁儿童 1 人份剂量，可根据年龄大小酌情增减剂量。

**专家点评**

手足口病由病毒引起，以发热和手、足、口腔、肛门周围等部位出现疱疹为其主要表现。本病患儿常有高热表现，体温可达 39℃以上，如果同时出现多个口腔疱疹、溃疡及手足部疱疹，即可确诊。口腔疱疹使孩子进食或吞咽时疼痛剧烈，表现为拒食，哭闹等，较手足部疱疹更易引起家长注意。

手足口病一般以轻症多见，但重症患者可引起心肌炎、肺水肿、无菌性脑膜脑炎等致命的并发症，有一定的致死率，因此本病一经确诊必须积极治疗，减少并发症的发生。

# 第四节　麻疹

麻疹由麻疹病毒引起，是儿童常见的传染病之一，在人口密集而未普种疫苗的地区易发生流行，一年四季均可发生，但以冬春季节为主。其传染性很强，未出过麻疹或未接种过麻疹疫苗的孩子，一旦接触麻疹患儿，便会被传染。多见于 6 个月～ 5 岁的孩子，6 个月以下的孩子，如果妈妈患过麻疹，孩子会从妈妈那里获得其血液中含有的抵抗麻疹病毒的抗体，所以一般不会被传染。近年，我国儿童广泛接种麻疹疫苗，使麻疹的患病率明显下降，但有时还会有小范围的流行，家长不可掉以轻心。

**症状**

典型的麻疹具有明显的特点，孩子在患病初期，会有发热、咳嗽、流涕、喷嚏等类似感冒的症状，同时眼睛会出现怕光、流泪、充血等现象。通常孩子在发热 2～3 日内，口腔颊黏膜上会出现针尖大小的白点，周围有红晕，称为"麻疹黏膜斑"，是麻疹特有的一种表现，家长可通过查看孩子口腔来发现。发热 3 日后，孩子的皮肤会出现红色皮疹，一般先从耳后及颈部发际开始，逐渐扩展到面部、胸背部、腹部及四肢等处，多在 3 日左右出齐，皮疹大小如小米粒，出的多则融合成片。一般情况下，出疹时孩子的热度会升得更高，其他症状也会加重。但皮疹出齐后，会依出疹顺序逐渐消退，同时体温下降，其他症状也会减轻。疹退后皮肤会遗留色素沉着伴糠麸样脱屑。

有少数孩子可能出现出疹不顺的情况，表现为皮疹在一开始就色泽暗而稀疏，不能完全透发出来，或是在发出后马上消退，中医将其称为"内陷"，这是麻疹非常严重的表现；还有一种严重的表现，即皮疹发出的势头凶猛，色泽发紫褐或出现出血性皮疹，并大片大片地融合，常伴高热不退、气促、发绀、嗜睡、四肢冰凉等症状，这种情况表明孩子病情危重，急需就诊，如抢救不及时会有生命危险。

### 病因

麻疹病毒通过呼吸道分泌物飞沫传播，大量存在于发病初期病人的口、鼻、眼、咽分泌物及痰、尿、血中，通过病人打喷嚏、咳嗽等途径将病毒排出体外，并悬浮于空气中，形成"麻疹病毒气溶胶"。易感者吸入后即可形成呼吸道感染，也可伴随眼结膜感染。除主要经空气飞沫直接传播外，麻疹病毒也可经接触被污染的生活用品，作为机械携带工具，在短时间短距离起到传播作用，引起感染。

### 预防

（1）对患麻疹的孩子，应做到早发现、早隔离、早治疗。患病孩子不出门，易感孩子不串门。

（2）室内温度要适宜，不可忽冷忽热。保持空气新鲜。灯光要柔和，避免强光刺激眼睛。

（3）给患病孩子勤翻身和擦洗皮肤，注意清洁口鼻，如果眼分泌物过多，可用生理盐水或温开水轻轻擦洗。

（4）多喝温水，在出疹期给予清淡易消化食物，进入恢复期应及时适量添加营养丰富的食物。

### 治疗及家庭护理

（1）孩子得了麻疹如无并发症应在家中隔离。隔离时间为 5 日，有并发症者需延长至 10 日。由于麻疹病毒一旦离开人体很快就会丧失致病力，因此，只要居室经常开窗通风换气，就可以达到空气消毒的目的。家长接触患病孩子后，只需在户外逗留 20 分钟，即可不传染他人。患病孩子的衣服、被褥、玩具等在室外暴晒 1 ~ 2 小时就可达到消毒目的。

（2）卧床休息至皮疹消退、症状消失。居室要安静、空气要新鲜湿润，经常开窗通风，但要避免穿堂风，不要让冷风直接吹到孩子身上，要避免强光刺激孩子的眼睛。给孩子穿衣盖被要适当，穿盖过多，捂得全身是汗，见风反而容易感冒着凉而引发肺炎。

（3）食物以清淡易消化的流质或半流质为主。让孩子多喝水或热汤，这样不但有利于将身体内的毒素排出，利于退热，还可以促进血液循环，使皮疹容易发透。皮疹消退，进入恢复期，要及时添加营养易消化的食物。

（4）注意孩子的皮肤、眼睛、口腔、鼻腔的清洁。麻疹病毒侵入人体后，不但使皮肤出疹子，同时还使眼结膜、口腔、鼻腔黏膜产生分泌物，这些分泌物中含有大量病毒，如不及时清洗，分泌物长时间地刺激皮肤黏膜，使这些部位的抵抗力下降，给病毒继续入侵以及给其他致病菌的生长繁殖创造了条件。因此，做好孩子皮肤黏膜的清洁卫生是十分重要的。

（5）高热的护理。孩子患病后，如果没有并发症，发热不超过 39℃，不必采用退热措施，发热在 39℃ 以上的，需采取一些退热措施，如按医生的指导吃美林或泰诺林等退热药，忌冷敷及酒精浴。

（6）注意观察病情，及早发现并发症。麻疹的并发症多而且比较严重。常见的并发症有肺炎、喉炎、心肌炎及脑炎等。肺炎表现为咳嗽加重、气喘、呼吸困难、面色发绀。喉炎表现为声音嘶哑、吸气性呼吸困难，甚至出现像狗叫声的哮吼性咳嗽。心肌炎表现为面色苍白、心慌气短，乏力多汗。脑炎表现为嗜睡或烦躁、头痛、剧烈呕吐甚至惊厥昏迷。家长要密切观察孩子的情况，如果发现上述表现，应立即至医院就诊，防止发生严重后果。

### 中医来支招——食疗方

（1）芫荽葱头豆豉汤：芫荽 15 克、葱头 3 个、豆豉 10 粒。三物共煮汤，汤成，入香油、盐调味。每日 1 剂，连服 3 日。用于初疹期。

（2）五汁饮：甘蔗汁 60 毫升，荸荠汁 30 毫升，萝卜汁、梨汁各 30 毫升，西瓜汁 60 毫升。隔水共蒸熟，凉后代茶饮。每日 1 ~ 2 剂。用于疹后期。

（3）山药百合粥：淮山药、薏米各 20 克，百合 30 克，粳米 100 克。洗净共煮，粥熟分 3 次服完，连服 7 ~ 10 日。用于疹后期。

（4）莲子百合饮：莲子、百合各 30 克，冰糖 15 克。莲子去心，与百合冰糖文火慢炖，待莲子百合烂熟即可。每日 1 剂，连服 7 ~ 10 日，随意服。用于疹后期。

### 专家点评

麻疹的典型症状可总结为"3 日发热、3 日出疹、3 日退疹"。孩子在患病初期，会有发热、咳嗽、流涕、喷嚏等类似感冒的症状，同时眼睛会出现怕光、流泪、充血等现象。典型的患者在发热 2 ~ 3 日内口腔会出现"麻疹黏膜斑"，3 日后会出现皮疹，出疹时体温会升得更高。皮疹先在头面部出现，随后发展到颈部、躯干、四肢，皮疹呈玫瑰色，继而加深呈暗红色；一般突出皮肤表面，触摸有颗粒感，皮疹 3 日左右出齐，孩子无瘙痒的感觉。随后，皮疹一般随出疹顺序消退，疹退后遗留色素沉着，并伴有糠麸样脱屑。

麻疹如果出疹不顺，产生"内陷"，要注意肺炎、喉炎、心肌炎、脑炎等严重并发症。

# 第五节 风疹

由于风疹的疹子来得快，去得也快，如一阵风似的，"风疹"也因此而得名。风疹多见于 5～9 岁的儿童，冬春季多见。潜伏期 16～21 日。患病孩子是风疹唯一的传染源，传染期在发病前 5～7 日和发病后 3～5 日，起病当日和前一日传染性最强。

**症状**

孩子感染风疹病毒后常有发热、头痛、咽痛、流涕等轻微前驱症状和枕骨下、耳后、颈部淋巴结肿大，1～2 日从面颈部开始出现淡红色斑丘疹，24 小时内蔓延至躯干、四肢。皮疹特点是历时短、消失快。躯干部皮疹可融合，四肢皮疹散在不融合。一般第 3 天皮疹迅速消退，不留痕迹，有时可有轻度脱屑。软腭可见针头大小的红色瘀点，皮疹一出现，前驱症状立即消失，但淋巴结肿大持续时间长，3～4 周，伴触痛，但不化脓。风疹是良性传染病，一般预后良好。

**病因**

风疹是由风疹病毒引起的急性出疹性传染病。

一般儿童与成人风疹主要由飞沫经呼吸道传播，人与人之间密切接触也可经接触传染。胎内被感染的新生儿，特别咽部可排病毒数周、数月甚至 1 年以上，因此通过污染的奶瓶、奶头、衣被尿布及直接接触等感染缺乏抗体的其他人。胎儿被感染后可引起流产、死产、早产或有多种先天畸形的先天性风疹。

## 治疗及家庭护理

（1）发现孩子患了风疹，应立即隔离至出疹后 5 日。

（2）卧床休息，避免直接吹风，防止受凉后复感新邪，加重病情。

（3）发热期间，多饮温水。饮食宜清淡易消化，不吃煎炸及油腻之物。

## 中医来支招——食疗方

（1）香菜粳米粥：鲜香菜 30 克，水煎去渣取汁；粳米 30 克，加水煮粥，待粥将熟时加入香菜汁，拌匀再煮至烂熟，分 2 ~ 3 次服食，连服 2 日。

（2）豆腐绿豆汤：绿豆 30 克、豆腐 30 克、冰糖适量。将绿豆淘洗干净，放入锅中，加水适量，浸泡 1 小时后煮烂，加入豆腐，再煮 20 分钟，调入冰糖，使之融化即可。

## 专家点评

风疹由风疹病毒引起，多见于 5 ~ 9 岁的儿童，好发于冬春季。

本病在发热第一天即出现皮疹，风疹出疹快，皮疹由面部向躯干、四肢蔓延，24 小时内满布躯干四肢，但手掌和足底无皮疹。风疹可致全身浅表淋巴结肿大，尤以耳后及颈后部的淋巴结肿大最为明显，

患儿须隔离至出疹后 5 日，怀孕妈妈尤其要注意隔离。

# 第六节　腮腺炎

腮腺炎分为急性化脓性和流行性两种。

化脓性腮腺炎中医名"发颐"，腮腺肿大多为一侧，表皮泛红，疼痛剧烈，拒按，腮腺导管口可呈现红肿，压迫肿大的腮腺区导管口可流出脓性或炎性分泌物，无

传染性。

流行性腮腺炎简称"流腮"，俗称"痄腮"。四季均有流行，以冬、春季常见。是儿童和青少年期常见的呼吸道传染病。它是由腮腺炎病毒引起的急性全身性感染，以腮腺肿痛为主要特征，有时亦可累及其他唾液腺。常见的并发症为病毒脑炎、睾丸炎、胰腺炎及卵巢炎。

**症状**

孩子患病后，大多无前驱期症状，而直接表现为一侧或两侧以耳垂为中心，向前、后、下肿大，肿大的腮腺常呈半球形，边缘不清，表面发热，但多不红。当腺体肿大明显时出现胀痛及感觉过敏，张口咀嚼及进食酸性食物时更甚。7～10日可消退。

**病因**

患病孩子是主要传染源，通过直接接触、飞沫、唾液的吸入进行传播。接触患病孩子后2～3周发病。

**预防**

（1）早期隔离患病孩子直至腮腺肿胀完全消退为止。

（2）室内要注意通风，保持空气流通。流行期间不要让孩子参加大型集体活动。

（3）接种麻疹、风疹、腮腺炎三联疫苗。加强卫生知识宣传，教育孩子养成良好的个人卫生习惯，多参加锻炼，增强体质。

**治疗及家庭护理**

（1）隔离。孩子患了腮腺炎后，一定要与健康儿童隔离，以免传染。一般来讲，要隔离至腮腺肿大完全消退或患病后10日为止。患病孩子用过的食具、毛巾等需煮沸消毒，居室经常通风换气，这样既能使居室内空气新鲜，又可以达到消毒目的。

（2）卧床休息。孩子因高热，精神及体力都很差，应当卧床休息以减少体力消耗，以助于康复。

（3）减轻疼痛。在腮腺肿大的早期，可用冷毛巾局部冷敷，使局部血管收缩，从而减轻炎症充血的程度，达到减轻疼痛的目的。亦可用如意金黄散调茶水或食用醋敷于患处，并要保持局部药物湿润，以发挥药效，防止干裂引起疼痛。如果男孩的睾丸疼痛，可以用绷带把阴囊托起，以减轻疼痛。

（4）合理饮食。孩子患流行性腮腺炎时，常因张嘴和咀嚼食物而使疼痛加剧，因此饮食以富有营养易消化的流质、半流质或软食为主，不要吃酸、辣、甜味过浓及干硬食物。同时多给孩子喝温水，有利于退热及体内的毒素排出。

（5）发热的护理。对于发热 39℃以上的孩子，在医生指导下使用退热药和清热解毒的中药，同时可采用头部冷敷、温水擦浴等物理降温的方法退热。

## 中医来支招——食疗方

（1）绿豆汤：取适量绿豆清洗干净，放在水中浸泡一夜，然后水磨取浆，加冰糖适量煮沸，随意给孩子饮用。适合腮部肿痛、吞咽不便的孩子。

（2）板蓝根粥：取板蓝根、大青叶各 30 克，以水煎煮 30 分钟后去渣，放入 50 克粳米煨成粥，加少许冰糖随时给孩子食用，适合腮腺炎初起，平时饮用亦具有预防作用。

## 专家点评

（1）腮腺炎临床起病急，常有发热、头痛、食欲不佳等前驱症状。数小时至 1～2 日后体温可升至 39℃以上，出现唾液腺肿胀，腮腺最常受累，肿大一般以耳垂为中心，向前、后、下发展，边缘不清，轻度触痛，张口咀嚼及进食酸性饮食时疼痛加剧，局部皮肤发热、紧张发亮，但多不红，通常一侧腮腺肿胀后 2～4 日累及对侧。

（2）患了腮腺炎的孩子要与健康孩子隔离至腮腺肿胀完全消失为止。病程中，要让孩子好好休息，多喝开水，用淡盐水漱口以保持口腔清洁，并以湿毛巾冷敷腮部以减轻疼痛。饮食宜进食流质或稀软食物，忌食酸辣刺激品。

# 第七节 猩红热

猩红热为 A 群溶血性链球菌感染引起的儿童常见的急性呼吸道传染病。一年四季均可发生，但以冬春季节多见。发病年龄以 3～8 岁为主，6 个月以内婴儿因从母体获得被动免疫力，故很少发病。其临床特征为发热、咽峡炎、全身弥漫性鲜红色皮疹和疹退后明显的脱屑。少数孩子患病后由于变态反应而出现心、肾、关节的损害。

### 症状

本病一般有 2～5 日的潜伏期，但也有少至 1 日、多至 7 日的潜伏期。起病急剧，突然高热、头痛、咽痛、恶心、呕吐等。若细菌是从咽部侵入的，则扁桃体红肿，可有灰白色易被擦去的渗出性膜，软腭黏膜充血，有点状红斑及散在性瘀点。发病初期，出疹之前即可见舌乳头红肿肥大，突出于白色舌苔之中，称为"白色杨梅舌"。3～4 日后，白色舌苔脱落，舌色鲜红，舌乳头红肿突出，状似杨梅，称为"红色杨梅舌"，同时伴有颌下淋巴结肿大。大约在发病后 24 小时有皮疹出现，全身均可见红色粟粒样皮疹，疹与疹之间皮肤发红，无正常皮肤，在皮肤皱折部位皮疹密集呈线状，口唇周围不出皮疹而显苍白，形成一个围绕口周的苍白圈，一般 2 日达高峰，发后慢慢消退，2～4 日退净，体温逐渐下降，疹退后 7 日左右开始脱皮屑，轻者呈糠屑样脱落物，重者见大片脱皮。

**病因**

患病孩子及健康带菌者是传染源，可以通过空气飞沫传播细菌。

**治疗及家庭护理**

**1. 通风和消毒**

保持室内空气新鲜，患病孩子使用的食具、毛巾应煮沸消毒。孩子痊愈后，要进行一次彻底消毒，玩具、家具要用肥皂水或来苏水擦洗一遍，不能擦洗的，可在户外暴晒 1～2 小时。

**2. 治疗和隔离**

患病孩子应注意卧床休息，进行住院治疗或居家隔离，不要与其他儿童接触；其他人接触患病孩子时要戴口罩。抗生素治疗必须足量足疗程。

**3. 及时就医**

在高发季节，尤其是周围出现患猩红热的孩子时，家长要密切关注自己孩子的身体状况，一旦发觉孩子出现发热或皮疹，应及时至医院就诊。

**4. 饮食原则**

（1）宜给予高热量、高蛋白质的流质饮食。如牛奶、豆浆、蛋花汤、鸡蛋羹等含优质蛋白质的食物，还可多给孩子藕粉、杏仁茶、莲子粥、麦乳精等补充热量。

（2）恢复期应逐渐过渡到高蛋白质、高热量的半流质饮食。如肉泥、肝泥、菜粥、小薄面片、荷包蛋、龙须面等。

（3）病情好转可改为软饭。但仍应注意食用少油腻及无辛辣刺激的食物。

（4）发热时注意多喝温水，对于发热 39℃ 以上的孩子，在医生指导下使用退热药和清热解毒的中药，同时可采用头部冷敷、温水擦浴等物理降温的方法退热。

（5）如合并急性肾炎，应注意给孩子少盐、低蛋白质、半流质饮食。

**中医来支招——食疗方**

（1）五汁饮：梨汁、荸荠汁、藕汁、麦冬汁、芦根汁各50毫升，加清水适量，先用武火烧沸，后用文火煮30分钟，代茶频饮。适用于发热日久，灼伤津液，口渴舌绛。

（2）橄榄芦根汁：芦根30克（鲜品60～120克），青盐橄榄4个，加少许蜂蜜，水3碗煎至1碗，取汁饮。适用于咽喉肿痛，口渴，心烦。

（3）珍珠母粳米粥：珍珠母100克，加水煎取汁，加粳米50克，煮粥，分2次服。适用于身痒，烦躁惊哭，夜寐不安。

**专家点评**

猩红热孩子多有高热，在发热第二天出疹，其皮疹表现具有很强烈的特征性，即全身一片潮红，较易与其他皮疹区分。猩红热皮疹呈红色针尖状，疹间无正常皮肤。皮疹压之褪色，可见明显的指压印。皮疹在皮肤皱褶处特别密集，可形成紫红色线条样褶痕，在孩子口唇周围可以看到特异性的"口唇苍白圈"。皮疹一般持续3～5日，疹退后全身大片蜕皮。患病孩子舌体通红，舌面上有一粒粒突起，称为"杨梅舌"。

# 第八节　面部"虫斑"

面部白斑，医学上称为白色糠疹，又名单纯糠疹（俗称桃花癣）、链球菌性糠疹，是儿童和青少年常见的皮肤病。

**症状**

表现为面部圆形或椭圆形苍白色钱币大小斑，边界清晰，表面干燥，可附有少量细碎灰白色鳞屑，邻近者可相互融合呈不整形，有时亦可呈轻微淡红色，一般无自觉症状。

**温馨小贴士：**

孩子脸上出现很多一块块的白色斑点，是否为"虫斑"？

目前医学上认为面部"虫斑"的说法缺乏充分的临床证据：一是孩子驱虫治疗后白斑未得到改善；二是多数孩子粪便检查并未发现虫卵。所以说，面部白斑大多数不是由寄生虫引起的，不需要驱虫。因此，用"虫斑"来判断孩子是否患有蛔虫病是不够科学的，对蛔虫病的诊断，一般是通过粪便检验到虫卵才能做出明确的诊断。

病因

（1）风吹、日晒、肥皂、洗面奶等化学物品可能为诱发因素。结合该病多发于春秋季节，也可能与该季节湿度低、紫外线照射强度大有关，还可能因空气干燥和对流强度大，随风飘散的尘埃、花粉等具有抗原或半抗原性物质，诱发延迟性变态反应。

（2）消化不良及维生素、微量元素缺乏。近年来发现单纯糠疹的发生，跟人体微量元素缺乏存在一定的关系。人体内含有多种元素，其中有很多微量元素，虽然这些微量元素在人体中的含量极少，但是我们却不能忽视它们的作用，当它们一旦不足或过量时，就有可能会引起人体不同程度的生理异常。比如锌具有促进机体生长和组织再生、参与免疫功能的过程，处于生长发育期的孩子，如果偏食挑食、饮食结构不合理、营养摄入不全面时，就有可能导致体内锌的缺乏，这时孩子可出现生长发育不良、生长发育迟缓、免疫力低下等，皮肤方面可表现为单纯糠疹、银屑病、脱发等。

（3）特异性体质，曾患过婴儿湿疹，或有本病阳性家族史的孩子，更易患此病。

治疗及家庭护理

一般建议家长给孩子少吃零食，按时吃饭，食谱多样化、粗细粮合理搭配，纠正挑食、偏食不良习惯，同时可以中药进行调理。

专家点评

（1）"虫斑" ≠ 蛔虫感染，该病不是由寄生虫引起的，不需要打虫。

（2）面部白斑，医学上称为白色糠疹，或单纯糠疹，主要是孩子消化不良，跟人体微量元素缺乏存在一定的关系。所以孩子平时宜注意饮食调养，纠正挑食、偏食的不良习惯。

# 第九节　蛲虫病

有时家长发现孩子经常抓挠肛门或会阴部，夜间关灯后用手电筒照射会发现肛门周围有白色线样的虫子爬动，这就是蛲虫病。世界各地流行极广，儿童感染率高。

若蛲虫爬到尿道或阴道里还会引起尿道、阴道等炎症，出现尿频、尿急、尿痛或阴道分泌物增多、白带增多等症状。

蛲虫病的诊断并不困难。由于蛲虫不在肠道内产卵，而在肛门外皮肤上产卵，所以可用棉签或胶纸，早晨在肛门拭抹 1 周，直接采取标本，在显微镜下观察，可发现虫卵。

症状

以夜间肛门口及会阴部奇痒为特征。同时，还可引起食欲不振、消瘦、咬指甲、烦躁、夜惊失眠等症状。而蛲虫反复刺激胃肠道时，还可出现不明原因的恶心、呕吐、腹痛、腹泻，甚至脱肛。

## 预防

（1）养成良好卫生习惯，饭前洗手，勤剪指甲，不吸吮手指等。勤换洗内裤、被褥。集体住宿的幼儿园或学校要注意分铺，床位间有一定的距离。

（2）衣服、玩具、食具定期消毒，改善环境卫生，切断传播途径。有本病流行的托儿所、幼儿园应做到普查普治，对内衣裤可采用开水泡或蒸煮杀卵的方法。

## 中医来支招——食疗方

（1）南瓜籽石榴皮膏：南瓜籽 200 克、石榴皮 150 克、槟榔 100 克，加水 1000 毫升，煎 2 小时，去渣取汁，再加白糖 300 克，熬成膏约 300 毫升，于每日饭前半小时服。每岁取 5 毫升开水冲服，5 岁以上 25 毫升，每日 2 ~ 3 次，连服 5 ~ 7 日。

（2）大蒜汁：大蒜头 3 ~ 5 瓣，剥净表皮，捣泥状，加白糖，冲入少许沸水，空腹饮服，每日 1 次，连服 7 日。

（3）马齿苋汁：鲜马齿苋 50 克，洗净切碎，绞取原汁，隔水蒸熟，空腹饮服，每日 1 次，连服 10 日。

## 专家点评

（1）蛲虫病以夜间肛门口及会阴部奇痒为特征，同时还可引起食欲不振、消瘦、咬指甲、烦躁、夜惊失眠等症状。

（2）避免重复感染是治疗的关键。每日晚上临睡前洗屁股，要穿满裆裤睡觉。第二天清晨内裤换下要及时用开水烫，这样需坚持 1 个月左右。

（3）平时注意个人卫生。常剪指甲，不吮手指，饭前便后洗手，被褥要太阳暴晒，玩具要用肥皂水消毒。切断病从口入这一环节。